かかりつけ薬剤師の
対人業務入門

調剤を「個別最適化」する薬歴のポイント

編集　薬剤師業務研究会

じほう

序　文

　1986年4月の調剤報酬改定で「薬剤服用歴管理指導料」が新設されて，本年（2016年）で「薬歴」は30歳になりました．人間でいえば，知力・体力ともに充実してくる時期であると同時に，将来への蓄えや保険のことを考える年代の入り口ともいえるのではないでしょうか？

　薬剤服用歴管理と指導の目的は，当時からほぼ変わっていません．1992年に公表された「保険薬局における服薬指導のあり方に関する研究」（1992年3月）には，「患者ごとに作成した薬剤服用歴（薬歴）の記録を処方箋の確認，薬剤調製，服薬指導，アフターフォローなどの各段階で活かし，患者自身の薬物療法の有効性と安全性を確保することにある」と明言しています．

　本書は，薬剤師が患者や医薬品の使用者に行う「対人業務」と，その業務を支える柱となる「薬歴」との関係にフォーカスして，その考え方と実際をまとめたものです．

　外来調剤，在宅医療，OTC医薬品販売のなかで「薬歴」について考え，実践している現場の薬剤師が，その経験から得たことを書いたもので，いわゆる「指導されない薬歴の書き方」，「点数の取れる薬歴の書き方」といったHow to本ではありません．

　もとより，薬歴の書き方に正解などないはずです．この本をお読みになって，調剤報酬点数表の要件を満たすだけの「薬歴」ではなく，薬剤師のプロフェッションが感じられ，患者さんの背景が浮かんでくる薬歴を残すにはどうしたらいいのか，各自が考えるきっかけとしていただければ幸いです．

　最後に，本書をまとめるにあたり，日本薬剤師会をはじめ，各地で患者のために活躍していらっしゃる多くの薬剤師の方々にご協力をいただきました．お一人お一人のお名前は記せませんが，ここに改めて感謝申し上げます．

2016年9月　執筆者代表　岩月　進

執筆者一覧（五十音順）

有澤　賢二（屯田七条薬局）
飯島　伴典（木町薬局）
岩月　　進（ヨシケン岩月薬局）
笠井　秀一（エビラ薬局）
堀川　壽代（光栄堂薬局）
向井　　勉（市民調剤薬局）
山村　重雄（城西国際大学薬学部）
横井　正之（パスカル薬局）

編集協力

藤田　道男（次世代薬局研究会 2025 代表）
渋谷　弘治（次世代薬局研究会 2025 アドバイザー）

目次

| 総論 1 | 薬剤師は何をする職業か .... 003 |
| 総論 2 | 薬歴（薬剤服用歴管理記録）の歴史 .... 013 |

各論 1 何を確認するか
    1. 医薬品情報 030
    2. 患者・使用者情報 047
    3. 薬物治療に関する情報 068
    4. お薬手帳の役割 090

各論 2 処方監査，販売可否の判断 097

各論 3 疑義照会，医薬品販売時の受診勧奨 106

各論 4 どんな薬を調製するか 122

各論 5 何を伝えるか・どう伝えるか
    1. 患者指導の目的 127
    2. 調剤した医薬品の説明 137
    3. お薬手帳の役割 148
    4. 他の医療チームへの情報伝達・共有 156

各論 6 調剤・販売後の観察と介入
    1. 再来局までの間の介入 162
    2. 在宅訪問時の観察と介入 166

各論 7 記録にあたっての留意点 173

おさらい 対人業務の流れを再チェック 187

まとめ 薬剤服用歴のポイント 195

総　論

総論 1

薬剤師は何をする職業か

1 薬剤師は何をする人か

　本書を読まれる方の多くは薬剤師でしょうから，「何をいまさら"薬剤師って何をする人か"なんて」と思うかもしれません。

　「薬剤師は何をする人か」について，薬剤師法第1条では，「調剤，医薬品の供給その他薬事衛生をつかさどることによって，公衆衛生の向上および増進に寄与し，もって国民の健康な生活を確保する」任務者であると規定しています（表1）。

　また，「医薬品，医療機器等の品質，有効性および安全性の確保等に関する法律」（以下，薬機法）では，医師，歯科医師，獣医師などとともに薬剤師を医薬関係者と規定したうえで，「医薬品等の有効性および安全性その他これらの適正な使用に関する知識と理解を深めるとともに，これらの使用の対象者および，これらを購入し，または譲り受けようとする者に対し，これらの適正な使用に関する事項に関する正確かつ適切な情報の提供に努めなければならない」としています（表2）。

　さらに医療法では，「生命の尊重と個人の尊厳の保持を旨とし」（第1条の2），医師，歯科医師，薬剤師，看護師その他の医療の担い手は「理

表1　薬剤師の任務（薬剤師法）

第一条　薬剤師は，調剤，医薬品の供給その他薬事衛生をつかさどることによって，公衆衛生の向上及び増進に寄与し，もって国民の健康な生活を確保するものとする。

表2　医薬関係者の責務（薬機法）

第一条の五　医師，歯科医師，薬剤師，獣医師その他の医薬関係者は，医薬品等の有効性及び安全性その他これらの適正な使用に関する知識と理解を深めるとともに，これらの使用の対象者及びこれらを購入し，又は譲り受けようとする者に対し，これらの適正な使用に関する事項に関する正確かつ適切 な情報の提供に努めなければならない。

念に基づき，医療を受ける者に対し，良質かつ適切な医療を行うよう努めなければならない」（第1条の4）としたうえで，「医療を提供するに当たり，適切な説明を行い，医療を受ける者の理解を得るよう努めなければならない」（第1条の4第2項）こと，「医師，歯科医師，薬剤師，看護師その他の医療の担い手と医療を受ける者との信頼関係に基づき，および医療を受ける者の心身の状況に応じて行われる」（第1条の2）ことと規定しています（**表3**）。

医療法から薬剤師だけを抜き出して読んでみれば，薬剤師は，医療を受ける者に対し，良質かつ適切な医療を行うよう努めなければならない存在であり，さらに，医療を提供するにあたり，適切な説明を行い，医療を受ける者の理解を得るよう努めなければならない，となります。

2 薬剤師は医薬品の供給者

つまり，薬剤師は薬事衛生の向上に資する専門家としての役割はもとより，主たる業務は，医薬品の製造・供給に係る存在であり，薬局に勤務する薬剤師にとっては，特に，医薬品の実使用者である患者に対して調剤を行い，患者・使用者の信頼を得ながら，適切な情報を提供しつつ，

表3　医療法第1条

第一条　（略） 第一条の二　医療は，生命の尊重と個人の尊厳の保持を旨とし，医師，歯科医師，薬剤師，看護師その他の医療の担い手と医療を受ける者との信頼関係に基づき，及び医療を受ける者の心身の状況に応じて行われるとともに，その内容は，単に治療のみならず，疾病の予防のための措置及びリハビリテーションを含む良質かつ適切な ものでなければならない。 2　（略） 第一条の三　（略） 第一条の四　医師，歯科医師，薬剤師，看護師その他の医療の担い手は，第一条の二に規定する理念に基づき，医療を受ける者に対し，良質かつ適切な医療を行うよう努めなければならない。 2　医師，歯科医師，薬剤師，看護師その他の医療の担い手は，医療を提供するに当たり，適切な説明を行い，医療を受ける者の理解を得るよう努めなければならない。 3　（略） 4　（略） 5　（略）

医薬品を供給する任務者であるということになります。

ここで注目すべきは、薬剤師の業務は薬剤師法で規定しているものの、その活躍場所である薬局に関しては、薬機法上で薬局を規定したうえで、その管理者として薬剤師をあてる体系になっていることです。これは、薬局の果たすべき役割を個々の薬剤師の業務として規定はせずに、薬局に課せられた業務を薬剤師が管理者となって遂行することが求められているということになります。いうまでもなく、薬局の開設者は非薬剤師でも可能ですから、管理薬剤師の権限は、開設者は管理薬剤師の意見を尊重するという法文によって担保されることになります。

では、薬局の任務は何でしょうか？　薬機法では、医薬品の調剤、販売または授与の業務が行える体制が厚生労働省令で定めた基準を満たしたうえで、都道府県知事によって許可された施設としています。

なお、2016年4月には薬機法の規定に基づき、厚労大臣が定めたかかりつけ薬局としての基本的な機能など一定の基準（厚労省告示第29号）を満たした薬局は、薬機法施行規則により「健康サポート薬局」の表示が認められることとなりました。

この表示を掲げる薬局は、患者が継続して利用するために必要な機能および個人の主体的な健康の保持増進への取り組みを積極的に支援する機能を有することとなり、より一層具体的に薬局のなすべきことが明確化したといえるでしょう。

ここまでの説明をまとめると、薬局に勤務する薬剤師の業務は、薬機法、同施行規則、各種通知および薬局業務運営ガイドラインに基づいて、医薬品の調剤、販売または授与を行うこと、医薬品の管理、適切な医薬品情報の提供などが主たる仕事になります。さらに、管理薬剤師の仕事には従事者の監督や副作用情報などの収集、薬局の業務について薬局開設者に必要な意見を述べることが加わります。

3　薬剤師の資格と責任

このような業務が遂行できる知識や技能を証明するために、薬剤師になろうとする者は、学校教育法に基づく大学において薬学の正規の課程を履修して卒業し、薬剤師国家試験に合格するか、外国の薬学校を卒業

もしくは，海外の薬剤師免許を有するもので，厚生労働大臣がその学力と技能が同等であると認定されなければなりません（薬剤師法第15条）。

　ここで重要なのは，「免許」の意味です。自動車運転免許証の場合，道路交通法下で道路運送車両法に適合した車両を運転しているときに起きたことの責任は，運転者が負います。薬剤師の免許も同じように，医薬品の供給・調剤などの業務下で，通常の注意を払って業務を行った際に起こった結果については，薬剤師がすべての責任を負うことになります。「免じて許される」のは，免許を与えた行政（厚生労働大臣）ともいえます。つまり，薬剤師法など各種法令に定める事柄を行うことが許されるかわりに，結果については責任を負う，というのが薬剤師免許の意味になります。

（1）免許を取得した者に求められるスキル

　一般的に技術者にはさまざまなスキルが要求されます。そのスキルは，① technical skill，② procedural skill，③ non-technical skill の大きく3つにわけることができるようです（表5）。①や②の技術的な能力については薬学教育の中で学び，現場で実践することにより技能の向上につながっていきます。調剤技術は『調剤指針』（日本薬剤師会・編）が基本となりますが，医薬品に係る情報は日々変化しており，知識の習得による技術革新や機械化IT化などに対応するためにも，常に情報のアップデートは必須となります。

　前述のとおり，①や②については薬学教育でも行われ，いわゆるOJT

表4　薬剤師免許の受験資格（薬剤師法）

第十五条　試験は，次の各号のいずれかに該当する者でなければ，受けることができない。 一　学校教育法に基づく大学において，薬学の正規の課程を修めて卒業した者 二　外国の薬学校を卒業し，又は外国の薬剤師免許を受けた者で，厚生労働大臣が前号に掲げる者と同等以上の学力及び技能を有すると認定したもの

表5　技術者に求められるスキル

①　technical skill（技術的な能力） ②　procedural skill（手順どおり履行する能力） ③　non-technical skill（コミュニケーションや判断など技術以外の能力）

(on the job training) により，現場で反復による習熟も可能です。ところが，近年，重要とされる③非技術系の能力のうち，特にコミュニケーション能力を磨くことに関しては，薬学モデルコアカリキュラムに盛り込まれて日も浅く，教科としての充実にはまだ時間もかかるでしょうし，社会に出てからも能力を高めるためのプログラムは少ないようです。

薬機法や医療法で規定されたように，薬剤師が「医薬品の使用者に対して適切な説明し理解を得る」ためには，免許取得後も技術系の能力向上を図ることはもちろん，特にコミュニケーションに関する能力について，現場での経験や生涯学習などによって持続して向上させることが課せられた職業であることを再確認する必要があります。

（2）医薬品の供給に伴う責任

以上をまとめると，薬剤師というのは，調剤，販売または授与などにより，医薬品を提供する仕事の人であると定義できます。さらに，その際には医薬品だけでなく正確な情報も共に提供し，医薬品の使用者が正しく理解できるようにしなければなりません。また，提供される医薬品を適切に管理することも薬剤師の仕事になります。

もし，医薬品を提供する際に問題があれば医薬品の調剤，販売または授与してはいけませんから，医薬品を患者・生活者に渡すということは，薬剤師の専門性に照らし合わせて問題がなかったと判断（つまり監査）したことになります。したがって，医薬品を患者や使用者に渡した以上は，すべて薬剤師の責任となります。

4　調剤と販売または授与は違うのか？

ここまで「医薬品」と総称してきましたが，医薬品を患者・使用者に渡すプロセスから考えると，医師の処方箋に基づき「調剤」して患者に交付する「医療用医薬品」と，処方箋に基づかずに「販売または授与」する「要指導医薬品」，「一般用医薬品」に大別できます。本書では要指導医薬品と一般用医薬品を合わせて，以下「OTC医薬品」と表記します。

さて，日本薬剤師会が編集した『調剤指針』では，調剤とは何かにつ

いて，以下のように記しています。

「薬剤師が専門性を活かして，診断に基づいて指示された薬物療法を患者に対して，個別最適化を行い実施することをいう。また，患者に薬剤を交付した後も，その後の経過の観察や結果の確認を行い，薬物療法の評価と問題を把握し，医師や患者にその内容を伝達することまで含む」（『第13改訂調剤指針』3頁「調剤の概念」，日本薬剤師会・編）。

この文章のタイトルを「OTC医薬品の販売の概念」と変更しても，文章を「薬剤師が専門性を活かして，患者の自己判断に基づいて相談された薬物療法をその使用者に対して，個別最適化を行い実施することをいう」と言い換えても，なんら違和感がありません。つまり，提供するのが医師の処方に基づく医薬品であろうと，使用者の選択に基づく医薬品であろうと，薬剤師の仕事は，患者・使用者に対して，薬物療法を個別最適化することに変わりはないということです。

さらに，『調剤指針』で示された調剤の流れをみても，「処方された医薬品」を「OTC医薬品」に置き換えるだけでまったく変わりません。以下に調剤の流れを要約し，OTC医薬品に置き換えてみます。

① 処方情報を薬学的な観点から，最新の医薬品に関する情報や患者の生理機能ならびに生活環境において，その患者にとって適正か評価する。
→ 使用者の求める医薬品を薬学的な観点から，最新の医薬品に関する情報や使用者の生理機能ならびに生活環境において適正か評価する。
② 処方情報に基づき，患者に最適な方法で提供できるように調剤設計（製剤加工，調製，混合，一包化の検討など）する。
→ 使用者の求める医薬品が，使用者に最適な方法で提供できるように適切な製品を検討する。
③ 患者が医薬品を適正に使用（相互作用・副作用の回避を目的とした自己管理）できるよう情報提供（服薬指導）を行う。
→ 使用者が医薬品を適正に使用（相互作用・副作用の回避を目的とした自己管理）できるよう情報提供（服薬指導）を行う。
④ 患者が最適に使用したこと，ならびに使用後の有効性の評価および相互作用や副作用出現の有無などを確認する。
→ 使用者が最適に使用したこと，ならびに使用後の有効性の評価および相互作用や副作用出現の有無などを確認する。
⑤ 情報を処方へフィードバックする。

→情報を次回の医薬品販売にフィードバックする。

　あらためて比べると、薬剤師が医薬品供給を実践するに際して、調剤であろうとOTC医薬品であろうと、対象医薬品による差は存在しないことがよくわかります。調剤の流れと医薬品販売の流れを図1, 2に示します。

5　服薬指導という言葉の意味

　『調剤指針』では、上記①で薬剤師と患者が行う情報の交換が「患者情報の収集」であることは明記されていませんが、一方で、③医薬品を交付する際の情報の交換は、情報提供（服薬指導）と明記して、明確に区分している点が重要です。患者からの情報収集は調製行為の前に行い、調製後医薬品を交付する際の情報提供は「服薬指導」である、と明確に区分して実践しないと、調剤そのものが成り立たなくなります。

6　薬局では誰が処方箋を患者から受け取るか？

　患者から処方箋を受け取るのが薬剤師であれば、患者情報の収集は処方箋受付時に実施可能です。①受け取った処方箋、②受付時に収集した患者情報、③薬歴とお薬手帳——の3点が揃えば、処方監査が完了します。

　ところが、いわゆる事務職員が処方箋を受け取ると、まず事務員による処方内容のレセプトコンピュータへの入力が開始されるため、薬剤師による処方監査が行われないまま、事実上調剤が進行することになります。やはり本来の姿である、処方箋を薬剤師が受け取って、患者の目の前で処方監査を行う手順の遵守が求められます。

　手順どおりの調剤を行えないことは、単に薬剤師に必要なスキルのうち「手順どおり履行する技術」（プロシージャルスキル）が欠如するのみならず、調剤過誤や事故に結びつきかねませんし、そもそも患者の視点に立てば、事務職員が処方箋を受け付けていては、薬剤師が調剤を行っているという実感はまったく得られないでしょう。

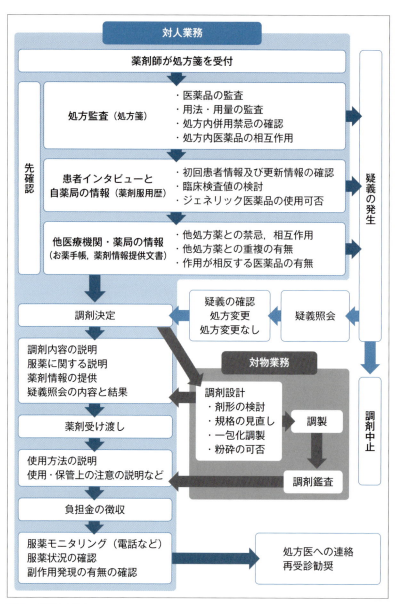

図1 調剤の流れ

　あたりまえのことですが，処方箋は薬剤師が受け取ることで調剤がスタートするのだと再認識しなければなりません。

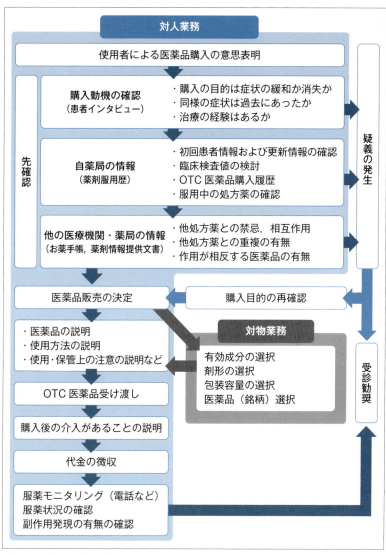

図2　医薬品販売の流れ

7　服薬指導とは何か

　服薬指導は文字どおり，患者・使用者が医薬品を服用・使用するにあたっての服用・使用方法にはじまり，使用上の注意，副作用や相互作用

の早期発見や発現防止のために，初期症状を情報提供することなどがその項目にあたるでしょう。

　調剤や医薬品販売で，患者・使用者と薬剤師のやりとりを情報収集と服薬指導の2回に分けて行うのは，時間と手間がかかり非効率との指摘があるかもしれません。しかし，実際には患者情報の収集の際に，副作用や相互作用によると思われる自覚症状の確認と指導は，すでに行われているはずですから，薬を渡す際の服薬指導はそれほど綿密である必要はありません。

　ただし，初めて来局した患者や，当該医薬品を初めて服用・使用する患者の場合は，現物（医薬品）を目の前にして服用方法，使用方法を説明するほうが容易でしょうから，服薬指導の重要性は高まります。しかし，それ以外は，患者の情報収集時にすべての疑義の確認が終了していなければ，調剤の可否，販売の可否を判断できませんから，やはり処方箋受け取り時，あるいは医薬品購入の相談を受けたときの情報収集が重要なポイントです。

　いうまでもありませんが，調製の済んだ医薬品を患者の目の前に置いてから，「ところで副作用は出ていませんよね」，「お薬は残っていませんよね」などと質問するのはまさに愚の骨頂です。「どうして先に患者に聞いてから薬を作らないのか？」と患者はいぶかしがるはずです。医薬品販売でも，販売する医薬品の精算が済んでから「ところで薬をのんでアレルギー症状が出たことはありますか」などと聞かないでしょう。

　ところが，現状の調剤の流れを患者から見ると，薬剤師は何の専門的な判断も行わないまま事務職員から処方箋を受け取り，奥のほうで薬の数を数えて，輪ゴムで留めて，薬袋に入れるだけの職業にしか見えません。せいぜい見えるのは，医薬品を交付するときに「服薬指導」と称する用法確認を行い，「お大事に」といって患者を送り出す姿だけです。

　薬剤情報提供文書の内容についても，患者情報収集時に患者と確認した内容を，患家に帰ってからの忘備録として利用してほしいがために渡しているのではないでしょうか。

　昨今の「医薬分業のメリットが見えにくい」，という指摘は，作業効率向上や調剤時間の短縮を名目にして，患者とのファーストコンタクトを非薬剤師に委ね，患者との積極的なコミュニケーションを取っていないところに，その本質があるように思えてなりません。

（岩月　進）

総論 2

薬歴（薬剤服用歴管理記録）の歴史

1 薬歴とは何か

　薬歴（薬剤服用歴管理記録）とは，薬剤師が行う調剤や服薬指導の内容を記録したものです。患者が服用した薬の記録が時系列に記録されているほか，そのときどきの患者の病状や薬への反応（効果，副作用・アレルギー，飲みづらさやコンプライアンスなど）や，処方内容に疑義があった場合の照会内容や結果も記録します。適切な患者対応を行うために，患者の服薬に関する情報と，患者の主観的な情報やニーズ，薬剤師からの視点を記録します。

2 調剤録と薬歴

　医師は，診療の記録として診療録（カルテ）の記載が義務づけられていますが，薬剤師には，適切な処方情報のもとに正確な調剤を行った記録として調剤録の記載と保管が義務づけられています（薬剤師法第28条）。

　法で求められる調剤録の記載内容は表1のとおりです。これをみると，調剤録は「調剤した薬の記録」であることが求められていることがわかります。参考までに，診療録の記載内容は表2のとおりとなっています。

　一方，薬歴は「薬剤服用歴」という呼び名が示すとおり，その薬を「服用する患者」の経時的な情報を記録するものです。薬歴をみればその患者の薬物利用の歴史がすべてわかるようになっているため，薬剤師が服薬指導をする際の基本情報として活用し，また患者のためのその後の薬物治療にも欠かせないものです。

表1　調剤録に記録すべき事項

第十六条　法第二十八条第二項 の規定により調剤録に記入しなければならない事項は，次のとおりとする。
一　患者の氏名及び年令
二　薬名及び分量
三　調剤年月日
四　調剤量
五　調剤した薬剤師の氏名
六　処方せんの発行年月日
七　処方せんを交付した医師，歯科医師又は獣医師の氏名
八　前号の者の住所又は勤務する病院若しくは診療所若しくは飼育動物診療施設の名称及び所在地
九　前条第二号及び第三号に掲げる事項

（第十五条）
二　法第二十三条第二項 の規定により医師，歯科医師又は獣医師の同意を得て処方せんに記載された医薬品を変更して調剤した場合には，その変更の内容
三　法第二十四条 の規定により医師，歯科医師又は獣医師に疑わしい点を確かめた場合には，その回答の内容

（薬剤師法施行規則）

表2　診療録に記載すべき内容

1. 診療を受けた者の住所，氏名，性別，年齢
2. 病名，主要症状
3. 治療方法（処方・処置）
4. 診療の年月日

（医師法施行規則第23条）

3　薬歴の位置づけ

　薬剤師法第25条の2において，「薬剤師は，販売または投与の目的で調剤したときは，患者または現にその看護に当たっている者に対し，調剤した薬剤の適正な使用のために必要な情報を提供しなければならない」と規定され，薬剤師による適切な情報提供・服薬指導が義務化されています。薬剤師が患者に対し適切な義務を果たしたことは，何らかの手段で記録しなければいけません。何に記録するかは薬剤師法では明示されていませんが。最も適切なのは薬歴でしょう。

　また，健康保険法では保険薬局に対する調剤報酬として「患者ごとに作成された薬剤服用歴（保管期間：最終記入日より3年間）に基づいて，

薬剤の服用等に関する必要な説明及び指導を行った場合」に，「薬剤服用歴管理料」が算定できると明記されています。調剤報酬を算定するために薬歴を記載するのは本末転倒ですが，患者と薬の情報を適切に収集・管理することで報酬を得られるという，世界にもまれな仕組みを正しく有効に運用することは，薬剤師として大切な責務であると考えます。そもそも，「保険薬局及び保険薬剤師療養担当規則」には，「保険薬剤師は，調剤を行う場合は，患者の服薬状況及び薬剤服用歴を確認しなければいけない」（第8条の2）と記されており，保険調剤を行ううえで薬歴の存在は不可欠となっています。

　このように，医薬品の適正使用を推進するという薬剤師の重要な役割を果たすためには，調剤の記録に加えて実際の服薬状況やアレルギー，副作用歴など，患者個々の服薬に関わる必要な情報を収集・管理する必要があり，それらを時系列で記録する薬歴の活用が欠かせません。カルテなど患者の診療情報の閲覧が困難な外来調剤においても，この薬歴をうまく利用することで服薬指導の効果を高め，さらには疑義照会の質的向上や処方医への情報のフィードバックなどを通じて，処方の適正化に役立つことがおわかりいただけると思います。

4　薬歴の記載事項

　薬歴に記録する患者情報は，氏名・生年月日，アレルギー歴，嗜好品などの「患者プロフィールに関する情報」と，服薬状況，併用薬，服薬中の体調の変化などの現在行っている「薬物療法に関する情報」に大別できます（表3, 4）。一般的な薬歴簿や電子薬歴のフォーマットも，そのように区分されていることが多いでしょう。

　いずれにせよ，薬歴に記載する情報は，患者の薬物治療を適切に進めるうえで必要なすべての情報であるべきです。患者が治療を続けていくうえで，薬の専門家である薬剤師が関与した，過去のすべての記録が網羅されていなければ，いま患者が持ってきた処方箋の内容が薬剤師の目で見て適切かを判断できないこともあるからです。

　また，薬歴は経時的に整理して記載することが大切です。これは，1人の患者に複数の薬剤師が携わる薬局でも，引き継ぎ事項を明確にし，

表3　薬歴に記載する主な患者情報

①氏名，生年月日，性別，身長・体重，連絡先
②アレルギー歴，副作用歴，既往歴など
③嗜好品（飲酒，喫煙など）
④常用しているOTC医薬品や健康食品など
⑤ライフスタイル（職業の特性，夜勤など）
⑥被保険者証の記号番号

表4　薬歴に記載する薬物療法に関する主な情報

①処方年月日，処方内容，処方医
②他医療機関・他診療科受診の有無
③妊娠・授乳の有無
④併用薬（一般薬含む）
⑤服薬状況
⑥服薬上または使用上の問題点
⑦医療スタッフとの申し合わせ事項
⑧疑義照会事項と内容
⑨投薬時の説明内容
⑩指導した薬剤師の氏名
⑪検査データなど

情報の共有化を徹底するために役立ちます。

5　薬歴の起源

　では，このような薬歴はいつ頃誕生したのでしょうか？　現在の薬歴の起源は，医薬分業が広がる以前にあったことが，佐谷圭一・元日本薬剤師会長の著書である『若き薬剤師への道標』（薬事日報社）から読み取れます。今でこそ，調剤報酬で薬剤師のフィーとして認められている業務ですが，当時は先駆的な薬剤師が業務のなかで生み出していったノウハウであるため，明確な資料は存在しませんが，佐谷先生が薬歴の生みの親であると言っても過言ではないでしょう。

　前掲書によると，佐谷氏は眼鏡店を訪れた際に，店主が作成していた顧客カードを見て，薬歴をひらめいたそうです。当時は院外処方箋がほとんど発行されていない時代で，佐谷氏は，OTC医薬品の相談販売を実践するなかで，医療用医薬品とOTC医薬品の飲み合わせや相互作用，薬の副作用の問題を管理する「薬歴」を整備していったことが，この本には記されています。

6　薬歴の広がり

昭和49年（1974年）は分業元年といわれていますが，その翌年に，当時日薬常務理事だった佐谷氏が調剤業務の一環として，薬歴の実施について諸点を整理・システム化し，それに実施上の手法を加えて発表したことが，現在の薬歴が普及する契機となりました。その内容はきわめて明確でかつ緻密に構成されており，薬歴をもとにした，患者の服薬状況の把握や医師との連絡などの応用事例も十分に盛り込まれ，薬歴の考え方やシステムだけでなく，事例集としての体裁も整えられていました。

この薬歴の普及と保険調剤との関係を，佐谷氏の著書「若き薬剤師への道標」（薬事日報社）から引用します。

『昭和50年代当初，私は早急な薬歴管理の普及を願って，当時の厚生省の係官に調剤報酬の中に薬歴点数を加えることを相談したところ，理想論であっても，現実的には10％の薬局が何らかの形で薬歴管理を行っている現実がなければ実現は難しいと言われました。これが契機となり，以後，私は薬歴管理実践に向かって全国を行脚することになりました。薬歴管理に点数（5点）がついたのは，それから約10年後の昭和61年（1986年）のことでした。それまでの調剤報酬は，薬局の施設管理料と薬剤師の労働量（調剤料）の算定のみでしたが，薬歴管理が登場したことで薬剤師の知的フィーを確立する基盤ができました。このことが，現代分業の理論構築を容易にし，医薬分業のメリットがマスコミを通して国民に理解される転換点になりました。』（「若き薬剤師への道標」より）

7　保険調剤での薬歴の位置づけ

先に引用したとおり，1986年4月の調剤報酬改定で，薬剤服用歴管理指導料（処方箋受付1回につき5点）が新設されました。佐谷氏をはじめ先人の地道な普及活動により，薬歴の作成と管理は1984年時点において薬局の50％が実施していたとされています。この実績が評価され薬剤服用歴管理指導料の新設につながったといえるでしょう。以降，

薬歴は薬局における薬剤師の必須業務として定着していき，薬剤師業務に大きな影響を与えていきました。

1. 日本薬剤師会通知

日本薬剤師会はこの「薬歴管理」を徹底させるため，薬歴の目的と骨子を会員に対して指導・理解を図る目的で，日薬会発第83号（1986年6月2日）の通知（**表 5**）によって，統一見解（ガイドライン）を示しました。

このガイドラインでは，薬歴の有用性を「一貫した継続記載により前後の相関資料となり，調剤業務について一層的確なチェックを実施することができる」としています。「既に薬歴を実施しているところも，薬歴をよりよく活用し，適切な服薬指導などを通じて医薬品の有効性・安全性の確保のための工夫と薬歴の充実を図られるよう望みたい」と基本的なコンセプトを改めて示す一方，薬物間相互作用については，多科受診による重複投薬の問題にはあえて触れずに，医療用医薬品とOTC医薬品との関連に表現を止めるなど，時代を感じさせる部分もあります。

ガイドラインの「4. 薬歴についての考え方」の中では，「薬歴と，健康保険でいう薬剤服用歴の記録とは，日本薬剤師会では基本的には一本

表 5　薬歴の意義

薬歴の意義について，日本薬剤師会では次のように考える
1　単に 1 枚の処方箋のみからでは処方の意義が解せない場合もあるが，薬歴による処方薬などの連続した記載があれば，疑問でないものに疑問が生じたり，あるいは疑問のあるものが実は正常なパターンであるということも理解できる場合があろう
2　再来患者の処方箋調剤の場合は，処方箋受付時に薬歴として照合して処方内容を点検・確認したうえで調剤を始めなければならない
3　つまり，薬歴により，調剤業務についてより一層的確なチェックを実施することができると考える
4　「薬歴は前後の相関資料」であり，したがって，「薬歴は一貫した継続記載」により，有用性を発揮する
　さらに，薬歴管理は保険調剤のための観点からだけでなく，処方箋による調剤以外に，
5　地域医療という立場から，一般用医薬品についても薬歴に記載することが当然であるが，これらの医薬品との相互作用についてもチェックでき，一層安全性が高まるものと思われる

（1986年6月2日，日薬会発第83号「薬歴記載について」より抜粋）

のものと考える」とあります。まず現場の取り組みとして「薬歴」が生まれ活用され、それを調剤報酬で評価する、という流れになったのですが、調剤報酬の算定要件が、薬歴にどのような内容を記載するかを限定する側面もありました。そのため、これまで現場の創意工夫で記載されていた内容と、報酬上の算定要件との間で離齬が生じることもありました。

　そこで、ガイドラインでは続いて「健康保険としてはその活用面から骨子を示したもので、通知（昭和61年3月5日：保険発第18号）の16項目で「その他」の項目を設けられていることからも、薬歴の記載事項をさらに充実していくことが期待されていると考えられる」と解説することで、薬歴の融通性、拡張性が担保されていることを示すとともに、新たな有用性の開発への期待や、多科受診による重複投薬や相互作用のチェックの実施も暗に促しています。事実、すでにこの時点で、蒲田（東京都）、上田、更埴地区（ともに長野県）などで実施されていた薬歴管理業務では、薬局個々のチェックのみならず、地域連携によるチェック体制も考えられていました。

2.「保険薬局における服薬指導のあり方に関する研究」にみる薬歴の意義

　1992年に厚生省（当時）保険局医療課が設置した「保険薬局における服薬指導のあり方に関する研究」（代表研究者・堀岡正義）が、「保険薬局における服薬指導のあり方に関する研究」をまとめました。この報告書では、調剤という概念を「処方箋の確認、薬剤調製、服薬指導、アフターフォローなど」ととらえ、その各段階で患者の薬物療法の有効性と安全性を確保するために薬歴を活用する意義を指摘しています（表6）。

　また、同報告書は前述した日薬通知「薬歴記載について」の理念を踏襲しつつ、①服薬コンプライアンスの向上、②医薬品の副作用の未然防止、③重複投薬、相互作用発生などの未然防止——という3つの観点から薬剤服用歴の利用を徹底することを提言しています。日薬通知から同報告書までの6年間で、薬歴の有用性がさらに認識され、とくに上記3項目の重要性が認知されたことの証しといえるでしょう。

表6　薬歴管理の目的

> 薬剤服用歴管理指導の目的は，患者ごとに作成した薬剤服用歴（薬歴）の記録を，処方箋の確認，薬剤調製，服薬指導，アフターフォローなどの各段階で活かし，患者自身の薬物療法の有効性と安全性を確保することにある。すなわち，医薬品に関連する患者情報，過去の医薬品の服用歴などが記載された薬剤服用歴を適正に利用すれば，薬剤師は1枚の処方せんだけを基に判断するよりも，より的確に処方医の処方意図を読み取り，より正確に患者の投与医薬品に関する現状を把握でき，より適切に患者に対する服薬指導を実施することができる。
> その結果，患者はより適切な薬物療法を受けることができるのである。このようなメリットを患者が最大限に享受するためには
> 1　服薬コンプライアンスの向上
> 2　医薬品の副作用の未然防止
> 3　重複投薬，相互作用発生などの未然防止
> の観点から，薬剤服用歴の利用を徹底することが必要である。

〔「保険薬局における服薬指導のあり方に関する研究」（1992年3月）より抜粋〕

8　薬剤服用歴管理指導料の歴史

1.「薬剤服用歴管理指導料」の新設

　1986年4月の調剤報酬改定により，「薬剤服用歴管理指導料」が新設されことはこれまでに述べたとおりです。この改定では，調剤技術料330円を310円（当時は点数ではなく金額で表記）に引き下げることで，同指導料新設のための財源を捻出しました。この新しい点数の創設がいかに重要視されていたかがうかがわれるエピソードです。

　「薬剤服用歴管理指導料」の新設にあたり，その「薬剤服用歴」に何を記載するかについては，1986年3月15日の厚生省保険局通知（昭和61年3月15日保険発第18号）に定められました（表7）。

　また，同年6月に日本薬剤師会が示したガイドライン「薬歴記載について」（日薬会発第83号）には，薬歴の記載項目として表8に示す内容が示されています。

　上記の厚生省通知と日薬ガイドラインで示された項目を合わせると，薬剤師が調剤するにあたって必要な患者情報をほとんど網羅していることがわかります。薬歴は当時すでに完成形に近かったといえるでしょう。

　薬歴管理とそれに基づく患者指導が調剤報酬で評価されたことで，薬歴は保険薬局の間で急速に普及していきました。ただし，そのことで薬

表7　薬剤服用歴の記載項目

①患者氏名
②生年月日
③性別
④被保険者の記号番号
⑤住所
⑥処方した保険医療機関及び保険医氏名
⑦処方日
⑧処方内容
⑨処方内容に関する疑義照会の要点
⑩患者の体質
⑪アレルギー歴
⑫副作用歴
⑬患者への指導事項
⑭調剤日
⑮薬剤服用歴の記録の作成日
⑯その他

（昭和61年3月15日保険発第18号）

表8　薬歴の記載内容

①患者からの情報
　　薬剤アレルギーなど体質的特性
　　妊娠・授乳の有無
　　職業上の特性や生活パターンの把握
　　他の診療科併診投薬の有無　　など
②当該患者についての医師との連絡事項
　　服薬上の問題点
　　副作用上の問題点　　など
③投薬上の諸事項
　　調剤上の特徴　　など
④薬効・安全性確保に関する事項
　　服薬指導の適正化
　　服薬順守積極的指導
　　服用の遵守に関する問題等の後日のフォロー　　など

（日薬会発第83号「薬歴記載について」より抜粋）

歴管理が「患者の適正な薬物治療を担保する」という「目的」から，「点数を算定する」ための「手段」に変質してしまう余地も生まれてしまいました。患者の薬物治療の適正化に役立てるという薬歴の本来の意義を忘れ，報酬算定の手段としてのみ用いることは，プロフェッショナルとして厳に戒めるべきことです。

薬剤服用歴管理指導料の算定要件にみる薬歴の記載項目の推移

1. 1986年新設（薬剤服用歴管理指導料）

（次の事項について記載）
(1) 患者の氏名，生年月日，性別，被保険者証の記号番号，住所（電話番号も記入しておくとよい）
(2) 処方した保険医療機関名及び保険医氏名
(3) 処方日，処方内容，処方内容に関する疑義照会の要点
(4) 患者の体質，アレルギー歴，副作用歴，患者への指導事項，調剤日，薬剤服用歴の記録の作成日
(5) その他の必要事項

2. 1992 年改定（薬剤服用歴管理指導料）

(**少なくとも**次の事項について記載)
(1) 氏名・生年月日・性別・被保険者証の記号番号・住所等の患者についての記録
(2) 処方した医療機関名及び保険医氏名・処方日・処方内容等の処方についての記録
(3) 調剤日・処方内容に関する疑義照会の要点等の調剤に関する記録
(4) 患者の体質，アレルギー歴，副作用歴等の患者についての記録
(5) 患者への指導事項

3. 1996 年改定（薬剤服用歴管理指導料）

(少なくとも次の事項について記載)
(1) 氏名・生年月日・性別・被保険者証の記号番号・住所等の患者についての記録
(2) 処方した医療機関名及び保険医氏名・処方日・処方内容等の処方についての記録
(3) 調剤日・処方内容に関する疑義照会の要点等の調剤に関する記録
(4) 患者の体質，アレルギー歴，副作用歴等の患者についての記録
(5) 患者への指導事項・**指導した保険薬剤師の氏名**

4. 2000 年改定（薬剤服用歴管理・指導料）

(次の事項を記載する)
ア 氏名・生年月日・性別・被保険者証の記号番号・住所等の患者についての記録
イ 処方した医療機関名及び保険医氏名・処方日・処方内容等の処方についての記録
ウ 調剤日・処方内容に関する疑義照会の要点等の調剤に関する記録
エ 患者の体質，アレルギー歴，副作用歴等の患者についての記録
オ 患者への指導事項
カ 指導した保険薬剤師の氏名

【特別指導加算】
　ア　服薬状況，患者の服薬中の体調の変化，併用薬（一般用医薬品を含む）の情報，他科受診の有無，副作用が疑われる症状の有無，飲食物（現に患者が服用している薬剤と相互作用が認められるものをいう。）の摂取状況等について，薬剤師が患者又はその看護に当たっている者と対話することにより情報収集するとともに，これら情報及び薬剤服用歴の記録に基づき，投与される薬剤の適正使用のために必要な服薬指導を行った場合に算定する。
　イ　収集した患者の情報（該当がない項目についてはその旨）及び指導内容（患者からの相談事項を含む。）は，薬剤服用歴の記録に記載する。

5. 2002年改定（薬剤服用歴管理・指導料）

（次の事項等を記載する）
　ア　氏名・生年月日・性別・被保険者証の記号番号・住所・必要に応じて緊急時の連絡先等の患者についての記録
　イ　処方した医療機関名及び保険医氏名・処方日・処方内容等の処方についての記録
　ウ　調剤日・処方内容に関する照会の要点等の調剤についての記録
　エ　患者の体質・アレルギー歴・副作用歴等の患者についての情報の記録
　オ　患者又はその家族等からの相談事項の要点
　カ　服薬状況
　キ　患者の服薬中の体調の変化
　ク　併用薬（一般用医薬品を含む。）の情報
　ケ　合併症の情報
　コ　他科受診の有無
　サ　副作用が疑われる症状の有無
　シ　飲食物（現に患者が服用している薬剤との相互作用が認められているものに限る。）の摂取状況等
　ス　指導した保険薬剤師の氏名
【特別指導加算】

ア　薬剤師が患者又はその家族等と対話することにより情報収集するとともに、薬剤服用歴の記録に基づき、投与される薬剤の適正使用のために必要な服薬指導を行った場合に算定できる。
　　イ　指導の要点を、薬剤服用歴の記録に記載するとともに、少なくとも1月に1回過去の薬歴を参考に指導方法を見直し、必要に応じてその後の指導に反映させること。

6. 2006年改定（薬剤服用歴管理料）

【服薬指導加算】（特別指導加算を名称変更）
※薬剤情報提供料2（調剤薬情報の提供）を包括化。

　1回の処方せん受付において、患者ごとに作成された薬剤服用歴に基づき、投薬に係わる薬剤の名称、用法、用量、効能、効果、副作用及び相互作用に関する主な情報を文書又はこれに準ずるものにより患者に提供し、薬剤の服用に関し、基本的な説明及び指導を行った場合に算定する。

7. 2008年改定（薬剤服用歴管理指導料）

　（次の事項等を記載する）
　　ア　氏名・生年月日・性別・被保険者証の記号番号・住所・必要に応じて緊急時の連絡先等の患者についての記録
　　イ　処方した医療機関名及び保険医氏名・処方日・処方内容等の処方についての記録
　　ウ　調剤日・処方内容に関する照会の要点等の調剤についての記録
　　エ　患者の体質・アレルギー歴・副作用歴等の患者についての情報の記録
　　オ　患者又はその家族等からの相談事項の要点
　　カ　服薬状況
　　キ　患者の服薬中の体調の変化
　　ク　併用薬（一般用医薬品，医薬部外品及びいわゆる健康食品を含む。）の情報
　　ケ　合併症を含む既往歴に関する情報

コ　他科受診の有無
　　サ　副作用が疑われる症状の有無
　　シ　飲食物（現に患者が服用している薬剤との相互作用が認められているものに限る。）の摂取状況等
　　ス　服薬指導の要点
　　セ　指導した保険薬剤師の氏名
※服薬指導加算を包括化

8. 2010年改定（薬剤服用歴管理指導料）

（次の事項等を記載する）
　　ア　氏名・生年月日・性別・被保険者証の記号番号・住所・必要に応じて緊急時の連絡先等の患者についての記録
　　イ　処方した医療機関名及び保険医氏名・処方日・処方内容等の処方についての記録
　　ウ　調剤日・処方内容に関する照会の要点等の調剤についての記録
　　エ　患者の体質・アレルギー歴・副作用歴等の患者についての情報の記録
　　オ　患者又はその家族等からの相談事項の要点
　　カ　服薬状況
　　キ　患者の服薬中の体調の変化
　　ク　併用薬（一般用医薬品，医薬部外品及びいわゆる健康食品を含む。）の情報
　　ケ　合併症を含む既往歴に関する情報
　　コ　他科受診の有無
　　サ　副作用が疑われる症状の有無
　　シ　飲食物（現に患者が服用している薬剤との相互作用が認められているものに限る。）の摂取状況等
　　ス　後発医薬品の使用に関する患者の意向
　　セ　服薬指導の要点
　　ソ　指導した保険薬剤師の氏名
※エ〜セは処方箋の受付後，薬を取りそろえる前に確認するよう努める

※特定薬剤管理指導加算の新設

9. 2012年改定（薬剤服用歴管理指導料）

（次の事項等を記載する）

ア　氏名・生年月日・性別・被保険者証の記号番号・住所・必要に応じて緊急時の連絡先等の患者についての記録
イ　処方した保険医療機関名及び保険医氏名・処方日・処方内容等の処方についての記録
ウ　調剤日・処方内容に関する照会の要点等の調剤についての記録
エ　患者の体質・アレルギー歴・副作用歴等の患者についての情報の記録
オ　患者又はその家族等からの相談事項の要点
カ　服薬状況
キ　残薬の状況の確認
ク　患者の服薬中の体調の変化
ケ　併用薬等（一般用医薬品，医薬部外品及びいわゆる健康食品を含む。）の情報
コ　合併症を含む既往歴に関する情報
サ　他科受診の有無
シ　副作用が疑われる症状の有無
ス　飲食物（現に患者が服用している薬剤との相互作用が認められているものに限る。）の摂取状況等
セ　後発医薬品の使用に関する患者の意向
ソ　手帳による情報提供の状況
タ　服薬指導の要点
チ　指導した保険薬剤師の氏名

※薬剤情報提供料（お薬手帳への記載）を包括化

10. 2014年改定（薬剤服用歴管理指導料）

（次の事項等を記載する）

ア　氏名・生年月日・性別・被保険者証の記号番号・住所・必要に応

じて緊急時の連絡先等の患者についての記録
- イ　処方した医療機関名及び保険医氏名・処方日・処方内容等の処方についての記録
- ウ　調剤日・処方内容に関する照会の要点等の調剤についての記録
- エ　患者の体質・アレルギー歴・副作用歴等の患者についての情報の記録
- オ　患者又はその家族等からの相談事項の要点
- カ　服薬状況
- キ　残薬の状況の確認
- ク　患者の服薬中の体調の変化
- ケ　併用薬等（一般用医薬品，医薬部外品及びいわゆる健康食品を含む。）の情報
- コ　合併症を含む既往歴に関する情報
- サ　他科受診の有無
- シ　副作用が疑われる症状の有無
- ス　飲食物（現に患者が服用している薬剤との相互作用が認められているものに限る。）の摂取状況等
- セ　後発医薬品の使用に関する患者の意向
- ソ　手帳による情報提供の状況
- タ　服薬指導の要点
- チ　指導した保険薬剤師の氏名

※エ〜セは処方せんの受付後，薬を取りそろえる前に**確認すること**
※**お薬手帳に記載しなかった場合の点数を設定**

11. 2016年改定（薬剤服用歴管理指導料）

（次の事項等を記載する）
- ア　氏名・生年月日・性別・被保険者証の記号番号・住所・必要に応じて緊急時の連絡先等の患者についての記録
- イ　処方した医療機関名及び保険医氏名・処方日・処方内容等の処方についての記録
- ウ　調剤日・処方内容に関する照会の要点等の調剤についての記録
- エ　患者の体質・アレルギー歴・副作用歴等の患者についての情報の

記録
オ　患者又はその家族等からの相談事項の要点
カ　服薬状況
キ　残薬の状況の確認
ク　患者の服薬中の体調の変化
ケ　併用薬等（**要指導医薬品**，一般用医薬品，医薬部外品及びいわゆる健康食品を含む。）の情報
コ　合併症を含む既往歴に関する情報
サ　他科受診の有無
シ　副作用が疑われる症状の有無
ス　飲食物（現に患者が服用している薬剤との相互作用が認められているものに限る。）の摂取状況等
セ　後発医薬品の使用に関する患者の意向
ソ　手帳による情報提供の状況
タ　服薬指導の要点
チ　指導した保険薬剤師の氏名

※お薬手帳に記載しなかった場合の点数を**廃止**
※**6月以内または新患，再来局患者，特別養護老人ホーム入居者，手帳不持参患者など算定を5区分に（点数は2区分）**

　　　　　　　　　　　　　　　　　　　（有澤　賢二，笠井　秀一）

各 論

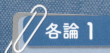

何を確認するか
1. 医薬品情報

Point

- [x] 患者から得る情報を処方監査に活かすためには，処方された医薬品の情報を事前に理解，整理しておく必要がある

- [x] 医薬品情報には変わらない「固定的な情報」と患者・生活者の状態によって変わる「可変的な情報」があることを理解する

- [x] 医薬品情報は情報を提供する側によるバイアス（偏り）がある可能性を念頭に置いておく．とくに日本では医薬品情報を客観的に評価し提供する組織がないので，得られる情報の客観性には十分に注意する

- [x] エビデンスとして活用できる情報は英文情報が多いので，それらを入手し，読解・評価する能力が求められる

- [x] 添付文書から得られる情報の限界を理解し，一般的な情報を目の前の患者に適応する工夫が求められる

- [x] 添付文書に記載された情報の相互の「つながり」を意識することで，医薬品の特徴をより理解できるようになる

1.1 医薬品情報は固定的なものと患者・使用者に応じて変わるものがある

　医薬品情報 DI（Drug Information）は，医薬品の開発，製造，使用のあらゆる過程において存在するものです。医薬品情報を必要としている人に対して，目的に合わせて情報を検索・収集し，内容を評価して選択し，資料として加工し，相手に合わせて提供することで，適切な薬物療法を支援できます。

　医薬品情報の主な情報源としては表1にあげるようなものがあり，多くは独立行政法人医薬品医療機器総合機構（PMDA）のホームページから利用可能です。一般の方が直接利用する OTC 医薬品の添付文書も，PMDA のホームページから検索可能です。そのほか生活者向けには表2に示すような情報があり，一般の方の安全を守る情報の記載があります。

　ここでは，薬局店頭での対人業務を考えたときの医薬品情報について考えてみましょう。

表1　医薬品情報の主な情報源と作成者

- 医療用医薬品添付文書（製薬企業）
- 一般用（OTC）医薬品添付文書（製薬企業）
- インタビューフォーム（製薬企業）
- 副作用が疑われる症例報告に関する情報（PMDA）
- 緊急安全性情報（イエローレター）（厚生労働省）
- 安全性速報（ブルーレター）（厚生労働省）
- 医薬品安全対策情報（Drug Safety Update：DSU）（日本製薬団体連合会）
- 患者向医薬品ガイド（PMDA）
- 重篤副作用疾患別対応マニュアル（医療関係者向け）（厚生労働省）

表2　一般の方向けの医薬品情報の例と作成者

- 一般用（OTC）医薬品添付文書（製薬企業）
- お薬 Q&A（日本 OTC 医薬品協会）
- 患者向医薬品ガイド（PMDA）
- くすりのしおり（くすりの適正使用協議会）

1. 患者・使用者に応じて変化する医薬品情報とは

　医薬品情報は，添付文書やインタビューフォームであっても随時改訂されますが，得られる情報の内容はほぼ変化しません。しかし，その情報は患者・使用者へ適応するときには，患者・使用者の特性に応じて変化する情報として取り扱わなければならないことも多くあります。

　典型的な固定的な医薬品情報としては，薬物の一般名，化学名，構造式，そのほか物理化学的知見などがあげられます（表3）。これらは，医薬品の開発の過程で固定され，通常変化することはありません。

　しかし，添付文書に記載されている情報であっても患者・使用者の生理学的特徴やその他の情報を追加することで変化させて解釈する必要があります。

　いくつか例をあげましょう。

(1) なぜニコチンガムはコーヒーを飲んだ直後に噛んではいけないか

　ニコチンガム（ニコレット）には，「コーヒーや炭酸飲料などを飲んだ後，しばらくは本剤を使用しないでください」との記載があります。この理由は，口腔内のpHとニコチンの解離定数との関係で説明できます。ニコチンは塩基性物質で解離定数は$pKa_1=6.16$，$pKa_2=10.96$であり（図1），溶液の液性によって溶液に溶けているニコチンの分子型とイオン型の割合が変化し，塩基性では分子型の割合が多く，酸性ではイオン型の割合が多くなります。

　口腔内から吸収されるのはニコチンの分子型だけなので，口腔内が酸

表3　固定的な医薬品情報の例

- 薬物の一般名
- 化学名
- 構造式
- 分子式
- 性状
- 融点
- 分配係数

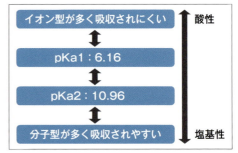

図1　ニコチンの吸収はpHによって変化する

性に傾くと分子型の割合が少なくなって吸収が悪くなります。口腔内のpHは約6.5，コーヒーのpHは5.5〜6.0程度，コーラのpHは2.5程度です。したがって，コーヒーや炭酸飲料を飲んだ後では口腔内のpHが酸性側に傾くため，ニコチンの吸収が悪くなります。

　これは，ニコチンの物理化学的特性という固定の医薬品情報が，口腔内の液性の変化という情報によって可変する情報に変わった例といえるでしょう。

　このように，医薬品情報は，他の情報や知識（この場合は，pHと塩基性物質の解離）と一緒になって使える情報へと変化するのです。

(2) 薬物動態に影響を与える因子は何かを考える

　体内動態の情報も，患者にあわせて変化します。ゾルピデム酒石酸塩錠（マイスリー錠）の添付文書には「高齢患者：高齢患者7例（67〜80歳，平均75歳）にゾルピデム酒石酸塩錠5mgを就寝直前に経口投与したところ，高齢患者の方が健康成人に比べてC_{max}で2.1倍，最高血漿中濃度到達時間（T_{max}）で1.8倍，AUCで5.1倍，$t_{1/2}$で2.2倍大きかった」とあります。

　また，アゼルニジピン錠（カルブロック錠）の添付文書には，「イトラコナゾールとの相互作用：健康な成人男子8例（20〜29歳）にカルブロック錠8mg及びイトラコナゾール50mgを併用投与したところ，血漿中アゼルニジピンのC_{max}及びAUCは単独投与に比較してそれぞれ1.6倍（0.8〜3.1倍），2.8倍（1.7〜5.4倍）に増加した」と記載されています。

　これらの情報から，ゾルピデムでは患者の年齢の情報が重要で，加齢によりAUCが大きく，生物学的半減期（$t_{1/2}$）が長くなります。また，アゼルニジピンでは，イトラコナゾールとの併用で，最高血中濃度（C_{max}），AUCは大きくなることがわかります。

2. 患者・使用者に応じて変化を予測する

　このように，添付文書に書かれている情報は，患者・使用者の状況によって変化します（表4）。重要なのは，変化するという知識ではなく，その結果，患者・使用者に対して薬の効果がどのように変化するかを予

表4　薬物の動態に影響を与える因子

・年齢（乳幼児，高齢者）
・性差
・併用薬（阻害，増強）
・食品，嗜好品

測し，調剤の可否を判断することです．その情報も必要に応じて患者・使用者に伝えることが必要です．

　添付文書情報などを患者・使用者にあてはめるときは，添付文書に書かれている情報は必ずしも固定した情報ではなくなっていることに注意する必要があります．これは，患者・使用者からの情報の収集が，いかに重要であるかを示しています．医薬品情報を使い，患者・使用者の状況に合わせて情報を提供する能力が薬剤師には求められており，この能力こそが，対人業務で使用する医薬品情報といえます．

1.2　医薬品情報の独自性を確保するために

1. 情報の「メーカー依存体質」

　日本の医薬品情報事情の独自性のひとつとして，必要な情報を製薬会社に依頼することが多いことがあげられます．実際，医薬品・医療機器等安全性情報 No.304 に掲載された，「医療機関・薬局における医薬品安全性情報の入手・伝達・活用状況等に関する調査について」によれば，薬局では，日常的な安全性情報の入手源として，主に「製薬企業の医薬情報担当者（MR）」，「製薬企業のダイレクトメール（DM）」，「医薬品卸販売担当者（MS）」，「DSU（Drug Safety Update）」，「医薬品・医療機器等安全性情報」が利用されていると報告されています（図2）．また，規模が大きい施設ほど「MR」の利用割合が高く，規模の小さい施設ほど「DM」の利用割合が高い傾向にあった，とあります．やはり，日本の薬局で得られる安全性情報は，製薬企業に依存していることがうかがわれます．しかし，製薬企業からの情報を鵜呑みにしたのでは企業側に有利なバイアスがかかっている可能性も否定できず，情報を吟味する能力が薬剤師には要求されているのです．

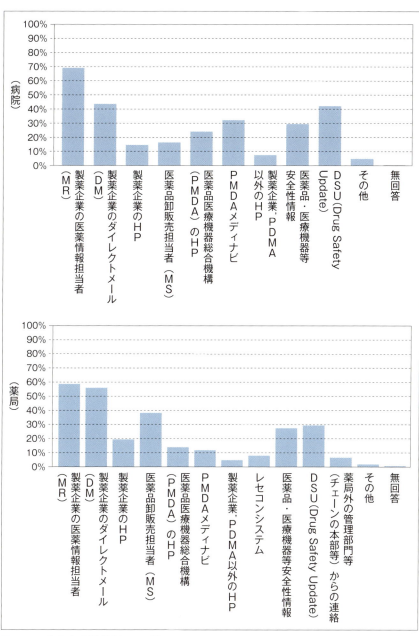

図2 医薬品安全性情報の入手源

(厚生労働省医薬食品局：医薬品・医療機器等安全性情報 No304, 2013年)

2. 独立した情報源が望まれている

　海外では，このようなバイアスを避けるために製造元，販売元とは独立した情報源があり，薬剤師を含む医療従事者はその情報源にアクセスして必要な情報を得るのが一般的です．たとえば，米国ではFDA（医薬品食品局）が独自に情報を収集しており，医療関係者がそれを利用できるほか，州や大学で運営される情報センターから情報を得るのが一般的です．FIP（国際薬学・薬剤師連合：International Pharmaceutical Federation）においても「すべての国は，独自あるいは地域のネットワークとして医薬品情報サービスを提供しなければならない．薬物の情報の収集，批評，評価，索引，配布が含まれる情報サービスは医療関係者に提供される」としています[1]．

　しかし，日本においては，前述のとおり，臨床で起きた問題点の解決のための情報源として製薬企業を頼ることが多いのが現実です．一般公開されている，製薬企業から独立した情報源としては，PMDAのほかに，JAPIC（http://www.japic.or.jp/）のiyakuSearch（http://database.japic.or.jp/is/sp/top/menu.jsp，図3）などがありますが，添付文書情報が中心であり，対人業務のなかで生じた疑問に答えてくれるような情報は必ずしも多くありません．

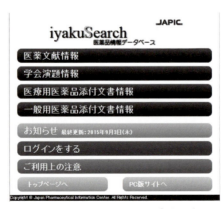

図3　iyaku searchのトップページ

3. 海外情報を読むスキル，検索のスキルが大切

　日本において，製薬企業から独立した医薬品情報源が少ない理由のひとつに，言葉の問題が考えられます。エビデンスレベル（後述）の高い情報源は英語で書かれているものが多く，英語の医薬品情報を読みこなすだけの語学力を有していない薬剤師が多いのかもしれません。

　もう一つの理由は，医薬品情報を検索するスキルを身につけていないことが考えられます。最近薬剤師となった人たちは，学生時代に PubMed（☝，http://www.ncbi.nlm.nih.gov/pubmed，図4）を利用した Medline（医学を中心とする生命科学の文献情報を収集したオンラインデータベース）の検索は経験していると思われますが，インターネットがまだ十分に発達していない時代に薬剤師になった人のなかには経験がない人も多いと思います。さらに現在の薬学でも，医療現場で起きた問題点を検索可能な形に作り変えて検索できるスキルまでは教育できていないのが現状でしょう。幸い PubMed では，検索に便利なさまざまなツールが提供されており，たとえば，Clinical Queries ☝ を使用することでエビデンスレベルが高い論文だけを抽出することができるなど検索環境は整ってきているので，臨床問題の解決のために利用してほしいところです。

　「Clinical Queries」をキーワードにインターネット検索をすれば，使い方を紹介したページを見つけることが可能です。また，少し古いです

PubMed とは
米国国立医学図書館の国立生物工学情報センター（NCBI）が運営する医学・生物学分野の学術文献検索サービスで，医学分野の文献データベースである Medline の検索も可能。

Clinical Queries とは
PubMed で検索したいカテゴリーごとに適切な実験デザインを採用している論文だけを検索できる機能。たとえば，「治療」のカテゴリーでは，エビデンスレベルが高い無作為化比較試験の結果だけを検索できる。

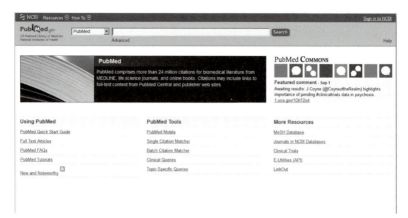

図4　PubMedのホームページ

が書籍もあるので参考にしてください[2]。

1.3 添付文書と論文の特性を理解する

　情報源の分類（表5）からすると原著論文は一次資料（一次情報）であり，添付文書は三次資料（三次情報）に分類され，加工度の高い資料になります。

　ここでは，情報として添付文書と論文の特性について比較してみましょう。

　添付文書は，いうまでもなく，医薬品の適正使用を図るうえで，最も基本的で重要な公的文書です。添付文書に書かれている内容には，「効能・効果」や「用法・用量」のように，臨床試験によって有効性，安全性の証明されたデータを製薬会社が厚生労働省に提出し，承認を受けた

表5　情報源の分類

一次資料	オリジナルな情報であり，情報の加工度が最も低い。典型的な例としては学術論文
二次資料	一次資料を対象として，書誌情報などを検索しやすいように加工した資料。学術論文のデータベース（たとえばMedline）は二次資料となる
三次資料	ある特定の目的のために各種情報を収集した資料。教科書は三次資料になる。添付文書も三次資料に分類される

情報と,「使用上の注意」のように記載に厚生労働省への届け出は必要ですが,承認の必要のない情報があります。また,添付文書は効能・効果や用法・用量の追加や変更時,再審査・再評価終了時,市販後調査などで副作用報告が集積されたときなど,必要に応じて改訂されます。とくに,「使用上の注意」の改訂頻度は高く,多くが厚生労働省からの指示によるものです。

1. 添付文書情報の限界を知る

　添付文書を読む場合の注意としては,「効能・効果」,「用法・用量」は,通常,限られた背景の患者群を用いた臨床試験で検討されており,薬剤師が対人業務で応対するような幅広い背景を持った患者群において,試験された結果でないことです。したがって,添付文書情報を患者・使用者個人に適応するときは,添付文書の記載内容と薬学的知識を応用し,薬学的に予測して,個々の患者・使用者に応じた説明,指導が必要となります。

　例えば,副作用であれば,患者・使用者との話し合いのなかで,患者・使用者の特徴から起こしやすい副作用があるか,生活のなかで副作用を起こしやすい環境がないか,などを判断して,薬学的予測から服薬説明が必要とされます。

　しかし,添付文書には,一般的な背景を持つ患者・使用者を想定しているため,複数の薬物を服用している人や,複数の疾患を有している人,特殊な生活習慣をしている人(たとえば,夜間の作業を仕事としていたり,高温多湿な場所での作業が仕事だったり)など,患者・使用者特有の問題点について添付文書から薬学的予測を行うことは不可能なことも少なくありません。多くの場合は,一般的な服薬説明で問題ないと考えられますが,患者・使用者から具体的な質問があった場合には適切なエビデンスを探し出して,説明しなければならないこともあるでしょう。

　そのような場合,薬剤師としてどのような対応が望まれるのでしょうか?

2. 個別の状況に応じた情報を得る工夫と限界を知る

　具体的に考えてみましょう。患者から次のような相談があったとします。

　「下痢が続いていて医師からは過敏性腸症候群の可能性が高いですと言われています。乳酸菌製剤は軟便にも便秘にも効くとテレビで宣伝していますが，私の症状にも効くでしょうか？」

　もちろん，一般論として，乳酸菌製剤は下痢に効果が期待されるので，少しは効果が期待できると答えることも可能です。また，乳酸菌製剤を製造販売している製薬企業に問い合わせて，効果を尋ねることもできるでしょう。しかし，前述のように，製薬企業からの情報にはバイアスがかかっている心配があります。あるいは，この患者が他の疾患に罹患していたり，複数の医薬品を服用していたような場合は，製薬企業の一般的な回答では対応できない可能性も大いに考えられます。

　別な方法としては，自分で調べることです。情報時代である今日，Googleなどの検索エンジンで調べれば関連する情報が得られるかもしれません。しかし，インターネット上の情報も確実なものから怪しいものまでさまざまです。また，教科書などの成書も，一般的な患者背景を想定していることが多いので，固有の背景を持った患者・使用者からの具体的な質問に対して回答を探すのは難しいでしょう。

3. 論文などを読むときにはエビデンスレベルを意識する

　このような場合は，自分で調べることになりますが，この患者の質問に答えられるエビデンスレベルの高い資料はどこを探せばよいのでしょうか。

　通常，エビデンスレベルの高い情報は論文から得られます。しかし，直接論文を探しても，患者の質問に答えられるエビデンスを含む論文を探すのはまず不可能です。

(1) 論文の種類を意識する

　まず，論文ですが，原著論文（オリジナリティの高い新しい知見が書かれている）と総説論文（レビュー）に分けておくとよいでしょう。

原著論文では，通常，明らかにしようと思っている目的を証明するために，実験を行って，その結果や考察などが記載されています。

総説論文では，複数の論文を比較したり，まとめたりしてあるので，もう少し広い範囲の情報を得たいときなどには有用です。

(2) 研究の手法とエビデンスのレベルを意識する

エビデンスレベルに関する知識も必要です。

一般に，表6のようなエビデンスレベルが知られています。上に行くにしたがってエビデンスレベルが高いといいます。ランダム化比較試験のメタアナリシスの結果が最もエビデンスレベルが高いことがわかります。メタアナリシスとは，複数の臨床研究，主にランダム化比較試験の結果を統合する統計学的方法です。具体的な内容を理解するには，実験デザインの知識が必要ですが，詳細はEBMの本を参考にしてください[3,4]。

4. 添付文書と論文情報の違い

最後に，論文で得られる情報と添付文書情報との違いについて触れます。

添付文書の記載は，一般的な患者背景を想定しているのに対し，原著

表6 エビデンスレベルの分類

レベル	内　容
1a	ランダム化比較試験のメタアナリシス
1b	少なくとも一つのランダム化比較試験
2a	ランダム割付を伴わない同時コントロールを伴うコホート研究（前向き研究，prospective study，concurrent cohort study など）
2b	ランダム割付を伴わない過去のコントロールを伴うコホート研究（historical cohort study，retrospective cohort study など）
3	ケース・コントロール研究（後ろ向き研究）
4	処置前後の比較などの前後比較，対照群を伴わない研究
5	症例報告，ケースシリーズ
6	専門家個人の意見（専門家委員会報告を含む）

論文では，より狭い患者背景の人たちを対象にしていることが多くあります。たとえば，糖尿病の薬の場合とすると，添付文書では一般的な背景を持つ患者に対する情報が得られるのに対し，原著論文ではより狭い（たとえば，高齢者に限ったり，ある疾患を合併している人に限ったり）患者背景を想定しているのが一般的です。ですから，患者からの質問に適切に回答するには，添付文書情報と論文情報の両方に精通することが求められます。

添付文書はすでに，身近な情報源として利用していると考えられますが，これからは，患者・生活者の問題点を解決する方法として，エビデンスレベルの高い論文を検索し，その情報を評価する能力が求められるようになるでしょう。さらに，得られた結果を利用して問題を抱えている患者・使用者にどのように利用可能かを判断できる能力が必要になってくるでしょう。

1.4 患者背景に合わせた添付文書情報の使い方

ここでは，医療用医薬品の添付文書情報を患者背景に合わせて利用する方法の実際の例を示します。

1. 添付文書情報の「つながり」を意識する

添付文書上で，薬の効果に関わる情報は複数の場所に記載されています。具体的には，「効能・効果」,「副作用」,「薬効薬理」の項です。「効能・効果」は治験によって有効性が証明され，厚生労働省が承認した疾病または病状が記載されています。「副作用」は，医薬品の使用に伴って生じる副作用などが「重要な副作用」と「その他の副作用」に区分されて記載されており，副作用などの発生状況には調査症例数，調査の情報源，記載時期（承認時，安全性定期報告時，再審査終了時，再評価結果など）が明記されています。また，「薬効薬理」では，効能または効果を裏付ける薬理作用と作用機序が記載されています。

この3つの記載箇所は，薬物の作用は「薬効薬理」で記載されている機序で起こり，承認されている「用法・用量」の投与によって「効能・

効果」に示されたような効果を示し，その効果が強く出すぎると「副作用」となって現れるという関係になっています。

したがって，この3つの記載内容の関係をみると，薬の特徴を比較することが可能となるのです。

2. 具体例で考える

(1) グリベンクラミドの作用と副作用の「つながり」

グリベンクラミド錠（オイグルコン錠）の例（**表7**）を見てみましょう。

これらのつながりを読むと，ATP依存性K⁺チャネルの遮断作用によって内因性インスリン分泌を促進し，（承認された用法・用量で）インスリン非依存型糖尿病に有効であり，その効果が強く出すぎると，低血糖または低血糖症状を起こすことがわかります。

この関係を理解すると，薬物間の効果の強さを比較することもできそうです。**表8**では，グリクラジド（グリミクロンHA錠），グリベンク

表7 グリベンクラミドの添付文書から「つながり」を読み解く

●薬効薬理
1. 血糖降下作用
　健康成人に2mg及び5mgのグリベンクラミドを投与した成績では，2時間で血糖値は最低を示し，投与前より各々30％，40％下降し12時間以上にわたって血糖降下作用を示した。
2. 脂質代謝に及ぼす影響
　正常ラット及びアロキサン糖尿ラットによる実験で，抗脂肪分解作用及び血中NEFA，トリグリセライドの低下が認められている。
3. 作用機序
　本剤は主として膵β細胞を刺激して，内因性インスリンの分泌を促進し，血糖降下作用を発揮する。主にATP依存性K＋チャネルの遮断による。

●効能又は効果
　インスリン非依存型糖尿病

●副作用
副作用等発現状況の概要
　承認時までの調査及び副作用調査8,348例において，副作用は357例（4.3％）に認められた。主な副作用は低血糖又は低血糖症状210件（2.5％），AST（GOT）・ALT（GPT）上昇57件（0.7％），発疹8件（0.1％）等であった。（再評価終了時）

表8 インスリン分泌促進薬の臨床成績と副作用を比較する

薬　物	臨床成績	低血糖または低血糖症状の副作用発現率（承認時）
グリクラジド錠 （グリミクロンHA錠20mg/40mg）	有効以上57% （319/562）	低血糖症状は131例 （1.9%）
グリベンクラミド錠 （オイグルコン錠1.25mg/2.5mg）	有効率（有効以上）は， 68.1%（235/345例）	低血糖または低血糖症状 210件（2.5%）
グリメピリド錠 （アマリール錠0.5mg/1mg/3mg）	改善率〔HbA1c（JDS値） が1.0%以上低下した症 例〕は67.6%（25/37）	低血糖症は39例（4.08%）

ラミド（オイグルコン錠），グリメピリド（アマリール錠）の特徴を比較してみました。

　臨床成績の評価項目や症例数が異なっており，正確な比較はできませんが，大雑把な推定は可能です．有効以上の臨床成績から，グリクラジドよりもグリベンクラミドやグリメピリドの血糖降下作用は強そうです．同様に，低血糖または低血糖症状の発現率をみると，血糖降下作用の強さは，グリクラジド＜グリベンクラミド＜グリメピリドの順に強くなっていると推定できます．両者を総合すると，3つの薬物の血糖降下作用はグリクラジド＜グリベンクラミド＜グリメピリドであると推定されます．当然，投与量によっても効果の強さは変化しますが，一般的な投与量での薬物間の作用の強さを推定することは可能でしょう．

　この情報から，たとえば，処方薬がグリクラジドからグリベンクラミドに変わったとき，患者の血糖コントロールはうまくいってない可能性が推測できます．さらに，店頭での対人業務で患者から最近の血糖コントロールがうまくいっていないことが確認できれば，処方薬の変更理由が推定できることになります．このように，添付文書情報と対人業務における患者情報を総合的に判断することで，処方変更の理由がより確信を持って推定でき，それに基づいた患者への指導内容が決まることになります．

（2）抗生物質の消化器症状と排泄経路の「つながり」

　もうひとつ，例を挙げましょう．
　セフロキサジン水和物（オラスポア小児用ドライシロップ），セフポ

ドキシムプロキセチル（バナンドライシロップ），ファロペネムナトリウム（ファロムドライシロップ小児用）の消化器症状の原因を考えてみます（表9）。

この場合も，症例数がかなり異なるので正確に比較するのは困難ですが，ファロペネムで下痢，軟便の消化器症状を起こしやすいことがわかります。体内動態の項から排泄経路を見てみると，いずれも腎排泄型の薬物ですが，ファロペネムだけは尿中排泄率が非常に低いことがわかります。いずれも吸収された薬物は腎臓から排泄される割合が多いはずなので，ファロペネムの尿中排泄率の低さが気になります。これは，ファロペネムの消化管からの吸収率の悪さが原因と考えられ，吸収されなかった薬物が消化管内で細菌叢に影響を及ぼすことで消化器症状の発現頻度が高くなっていると推定できます。実際，ファロペネムを処方した小児の多くで下痢や軟便が生じるのは，多くの薬剤師が経験していると思います。

添付文書情報から下痢の原因を推定できれば，耐性乳酸菌の服用を推奨することで少しでも患者の苦痛を和らげられる可能性もあるでしょう。

3. 情報は患者・使用者に合わせて利用する

このように，薬剤師による対人業務の際には，添付文書情報はそのま

表9 抗生物質ドライシロップ剤の消化器症状と排泄率を比較する

薬　物	消化器症状の副作用（承認時）	排泄経路と未変化体の尿中排泄率
セフロキサジン水和物（オラスポア小児用ドライシロップ10%）	下痢 90 件（0.7%）	主として腎より未変化体として排泄され，小児に10mg/kgまたは20mg/kgを食後1時間に1回経口投与後，6時間までの尿中排泄率は88.3〜94.3%である。
セフポドキシムプロキセチル（バナンドライシロップ5%）	下痢・軟便：0.63%	腎を介して尿中に排泄される。ヒト小児における食後投与8時間までの尿中排泄率は約40%であった。
ファロペネム（ファロムドライシロップ小児用10%）	下痢35件（6.0%），軟便9件（1.5%）など	腎より排泄され，小児（食後）における5および10mg（力価）/kg経口投与時の尿中排泄率（0〜6時間）はそれぞれ3.7および3.1%

ま利用するのではなく，複数の箇所の関係を意識し，患者・使用者にあわせて情報を利用して「個別最適化」できる能力が必要となるのです。

（山村　重雄）

【引用文献と参考図書】
1) FIP Medicines Information Working Group：Requirements for Drug Information Centres，2005.
 (http://www.fip.org/files/fip/PI/RequirementsforDrugInformationCentres.pdf)
2) 縣俊彦：上手な情報検索のためのPubMed活用マニュアル改訂第2版，南江堂，2005年
3) 名郷直樹：ステップアップEBM実践ワークブック―10級から始めて師範代をめざす，南江堂，2009.
4) 能登洋：やさしいエビデンスの読み方・使い方―臨床統計学からEBMの真実を読む，南江堂，2010.

何を確認するか
2. 患者・使用者情報

Point

- [x] 外来患者は「服薬できるか」がポイント。そのため生活パターンや環境の確認が重要になる

- [x] 情報収集の目的は「処方監査」と「服薬指導」である

- [x] 患者に聞くだけでなく，患者の疑問に答える力が欠かせない

- [x] SOAP 法の限界を知り，薬局店頭で活用できる情報収集・評価の方法を身につける

- [x] POCKETS 法は調剤時点の情報収集・確認に有用である

- [x] 問診表や薬歴による情報収集・確認は，それを処方監査や服薬指導に役立てる意識を忘れないこと

- [x] 症状が薬剤の副作用かどうかを判定するツールとして Naranjo のアルゴリズムが有用である

2.1 患者は多様である

1. 入院患者と外来患者の決定的な違い

　薬局の薬剤師の業務のうち病棟の薬剤師と一番異なる点は，特に生活情報の収集と評価にあたる部分です．例えば，病棟であれば食事や起床・就寝時間は規則的で，服薬時間も管理されています．1日3回毎食後の薬であれば，そのとおり服用するよう介助する医療スタッフもいるでしょう．そのため，薬物動態は予測どおりになることが，ある程度は保証されています．

　これに対し，薬局に来る患者・使用者は，基本的に自由な生活を送っているので，処方どおり服薬するとはかぎりません（表1）．そのため，必ずしも薬物動態は保証されないことを忘れてはいけません．つまり，服薬がきちんと行われていることを前提とした薬学管理ではなく，服薬できるかという情報そのものが，薬局で薬学管理を行ううえでの大きな柱になるわけです．そのうえ，患者・使用者の薬局や薬剤師に対する最大のニーズは，表2に示すような問いかけの中にあります．実はこういった患者・使用者の疑問を大事にすることが，患者にとっての薬剤師の存在感を左右することになります．

　にもかかわらず，病院のカーボンコピーのような薬学管理をしていたり，患者・使用者の疑問に「医師に聞いてください」という回答でやり

表1　薬物動態に影響する生活習慣の例

- ・1日2食の高齢者
- ・1日5食の中学・高校の運動部の選手
- ・早朝・深夜勤務，三交代勤務など
- ・運転手や営業職など半日車の運転をするような職業
- ・運動を趣味とする人

表2　薬を飲む患者・使用者の知りたいことの例

- ・食事は薬の効き目に影響するのか
- ・薬は車の運転に影響するのか
- ・服薬後何時間くらいで効いてくるのか
- ・飲み忘れたらどうしたらいいのか

過ごしているとしたら，薬剤師としてはあまりにも心もとないといえるでしょう．

2. 患者・使用者の疑問に答える力の源は薬剤学

　こうした患者・使用者からの問いかけに答えるには薬剤学の知識が必要です．薬学部以外の他職種の養成課程には，「薬剤学」という科目はほとんどなく，薬の使い方に対する質問は，薬剤学の素養のある薬剤師の独壇場のはずです．ここでいかに力を発揮するかが，われわれ薬剤師にとっての腕の見せどころなのです．

3. 情報を得る目的を見失わない

　患者・使用者の情報を確認する目的は，処方監査であったり最終的には得た情報に基づいて薬剤師が行う服薬指導などのアウトカムになります．ともすると，保険点数の算定要件だから，という観点で機械的に患者情報を確認している場面に遭遇することがあります．「確認のための確認」になっているのであれば，保険請求以外の目的はなくなってしまうでしょう．このことが，今日の医薬分業不要論や分業バッシングの一因となっているのではないでしょうか．

　患者情報の収集・確認は，本来の「目的」を意識して取り組む必要があるのです．そうでないと，まるで警察の事情聴取のような無味乾燥なものになってしまい，患者から見れば何のメリットも感じられないでしょう．

2.2 患者・使用者情報と服薬指導

　患者・使用者からみて，薬剤師が情報収集の結果を患者・使用者に返す内容のひとつに服薬指導があるならば，服薬指導は一方的な情報提供と同じではないといえます．情報提供は，情報を提供することで完結しますが，服薬指導であれば，指導した後の患者・使用者の行動に反映されなければならないでしょう．

例えば，毎食後服用と伝えるのは情報提供かもしれませんが，服薬指導では，そのとおりに患者・使用者が実行できるにはどのようにすればよいかまでを考慮する必要があります。この点を踏まえて患者・使用者情報の収集・確認を行うには，家庭環境や家族関係，仕事や趣味，あるいは本人のものの考え方といった情報まで，収集・確認の範囲に及ぶことになります。そして，こうした情報を患者・使用者の行動に結びつけるためには，薬剤学だけではなく，行動医学（☞）や心理学，コーチング，教育学，社会学，場合によっては経済学的な要素も考える必要があります。

2.3 確認した情報を管理する方法
SOAP オンリーの管理は薬局になじまない

さて，最近の薬学教育の影響もあって，多くの薬剤師は薬歴管理をいわゆる SOAP 法で管理しているのではないでしょうか。この方法は，患者の主訴，客観的な情報，その評価，計画といった順に記載され，時系列で記録していく方法としては優れたものといえます。

しかし，SOAP 法自体は，そもそも病院の入院患者の疾病管理のために始まった方法で，薬局での患者管理に必ずしも適しているわけではありません。このため，現在の現場では多少混乱しているように感じられます。

例えば，高血圧患者を例にとると，SOAP 法では S（Subject：主観的な情報）として患者に体調や服薬などこれまでの様子を聞き，O（Object：客観的な情報）として医療機関で測った血圧の数値を確かめ

> **行動医学とは**
> 　　自分，あるいは家族・医師・社会との関わりを行動としてとらえ，その行動を変えていくことによって，病気をよくしていこうという分野である。近年，米国では各分野で盛んに取り入れられており，わが国でも禁煙支援や食事制限や運動療法といった場面で注目されている。この行動医学は，すでに医学部のカリキュラムには取り入れられており，今後薬局業務にも取り入れる余地が十分ある分野である。

たり，あるいは薬局でもう一度患者に測定してもらいます。そのうえでA（Assessment：評価）として服薬がこのままでよいかを評価し，もし問題がなければ，P（Plan：計画）として，次回の来局まで継続して飲むように説明します。SOAP法管理では，基本的にこのような流れになるでしょう。しかし，これは「医療機関で行ったことと同じことを薬局で確認する」ことと変わりません。それが「薬局に行くのは二度手間」と批判される要因の一つなのではないでしょうか。薬局の仕事をもう一度整理して，薬剤師が何のために何を確認するのかを見直したうえで，薬学管理の方法を考えていく必要があるでしょう。

2.4 患者情報の収集・確認の基本姿勢

1. 医師と同じ確認だけをしていては薬剤師の役割が見えてこない

　前述のとおり，SOAP法による薬学管理の流れは，基本的に医療機関で医師が行うことと変わりません。患者からみれば，何のために薬剤師が医師と同じことをするのだろう，と不思議に思うでしょう。もちろん，なかには医師に言えなかったことを話すことができたり，医師のミスを薬剤師が発見してくれてありがたいと思う患者もいるかもしれません。しかし，そうした機会がなければ，あるいは必要と感じなければ，医薬分業が二度手間で不要と感じてしまうのも無理のない話です。患者から見た薬剤師業務のメリットが，医師に言えなかったことの拾い上げや，医師のケアレスミスの発見だけだとしたら，院外調剤による一部負担金の増や，手間は納得できないという話になってしまうでしょう。

2. 専門性を発揮し責任をとるのがプロフェッショナル

　現在のいわゆる分業バッシングは，薬剤師が処方箋どおりに調剤する「作業者」から，知的能力を生かす「専門職」に脱皮することが期待されたからこそ起きているもの，と理解するべきでしょう。逆にいえば，ただ一所懸命に真面目に作業をしていればいい，という発想は捨てなくてはいけません。プロフェッショナルである以上，一所懸命・真面目は

当然のことで、さらに、専門性を発揮しかつ責任をとらなくてはいけません。「処方のダブルチェック」などの曖昧な言葉でごまかし、最終責任は医師がとるだろうといったスタンスでは社会の期待からはほど遠いでしょう。

　薬剤師の仕事や立ち位置を自分ではっきりさせ（宣言），自分の仕事には責任を持つこと，そのうえで患者ニーズに答えること，具体的には患者・使用者のもつ課題（疑問や相談）にきちんと答えられること，これが実行できなければ，かかりつけ薬局・薬剤師というものは，今後も成立することはないでしょう。

3. 処方監査のために確かめること

　前置きが長くなりました。では薬剤師の仕事は何か，筆者なりに焦点を絞るとその答えは2つ，処方監査と服薬指導です。処方監査は，「目の前の患者に対してこの薬を渡してよいか」という観点で行うことです。患者からの情報および確認で処方監査の重要度を考えると表3のようになります。

(1) 薬に間違いがないか

　まずは，糖尿病の薬が出ていれば，患者が糖尿病かどうか，降圧薬であれば，高血圧であるかどうかの確認が一番大事なことになります。いいかえれば，処方から考えられる病態を確認することです。これは「薬の取り違え」という基本的かつ重大な問題を未然に防ぐことが目的になります。

表3　処方監査のために確かめることの例

- ・処方内容は患者の症状に合っているか
- ・併用薬や健康食品などの摂取はあるか
- ・他の疾病にかかっているか
- ・車の運転や仕事の内容はどのようなものか
- ・これまで飲んでいて効果が出ているか
- ・きちんと服用できているか
- ・間違いなく保管や管理はできているか
- ・残薬はないか
- ・ジェネリック医薬品を希望するか

(2) 安全性の観点

次に，併用薬や他の病気，健康食品の摂取など，その薬を渡すうえで禁忌や注意が必要な項目を確認することが重要です。これは，薬と他の物質あるいは病態との相互作用の問題を防ぐのが目的です。

さらには，車の運転や仕事などを確かめ，薬が患者の生活に及ぼす影響を最小限に止めることです。これらはいずれも，「安全性」という観点から確認する事項といえます。

(3) 有効性の観点

その次に確かめるのが，薬の「有効性」の部分です。これまで飲んできて効果が出ているのか，きちんと服用できているのか，保管や管理はできているのか，といった項目がそれにあたります。

(4) 経済性の観点

最後に，残薬やジェネリック医薬品などの「経済性」の観点から確認を行います。

薬剤師の「監査」という役割から情報の重要性を考えれば，順序を再度整理すると，「取り違え」⇒「安全性」⇒「有効性」⇒「経済性」となります。

実際の現場で患者に聞くときは，この順に聞くことはなかなか難しいかもしれませんが，必ずしも聞く順序にこだわる必要はありません。ただ，それぞれの情報の重要度はしっかり頭のなかで位置づけておくことが大切です。

4. 患者情報と調剤業務を一体的に考える

日頃の薬局業務において，物理的な調剤（調製業務）と患者情報（服薬指導）を切り離して考えてはいないでしょうか。2014年度の調剤報酬改定で「薬剤服用歴管理指導料」の算定要件では，一定の患者情報を確認してから調剤行為に入るよう求めています。このことは，現在の多くの現場でこの2つの業務が別のものと位置づけられているため，あえて改定に盛り込まれたと考えることもできそうです。

(1) 収集する情報のなかに解決すべき問題がある

　つまり，患者・生活者からの情報収集や確認の際に，質問に答えたり，改善点があればそれを提案することこそが，本来の薬剤師の仕事なのです。例えば飲み忘れがある場合は，一包化したり薬袋の入れ方を工夫したほうがいい場合もあるでしょう。あるいは，ジェネリック医薬品に変更できる場合や分割調剤を行うケースもあります。このように，収集した患者情報と服薬指導や調製を一体的に取り扱うことによって，薬剤師が職能を発揮するのが，本来の薬局の業務なのです。逆にいえば，患者情報が介在しなければしないほど，薬剤師が職能を発揮する場面も少なくなってしまいます。

　患者情報の収集・確認，つまり患者との会話は，軟膏の混合や薬袋の記載といった，独立した項目がつながるものではなく，「調剤全体に一体となって関わっている業務」として位置づけなければならないのです。それぞれのパートを薬剤師が別々に行うのは，基本的に好ましくないといえます。

(2) 服薬指導も問題解決の手段である

　服薬指導も同様です。「1日3回毎食後」という情報を薬剤師が提供する意味は，実は患者にとってそれほど多くありません。家に帰ってから薬袋に書かれたものを読んでも伝わります。それよりも，「飲み忘れたときはどうするか」，「なぜ1日3回飲まなければならないのか」，「食事をしないときはどうしたらいいのか」，といった患者・生活者の関心事に対応することが重要なのです。この患者・生活者はどのようなことに関心があるのか，という点が大事な患者情報となり，それを探る手がかりになるのが生活情報です。

　例えば，勤務体制は3交代ではないだろうか，朝食は食べているのか，寝る時間は一定か，会社では薬を飲めそうな雰囲気なのか，などの情報を，会話のなかから断片的にでも収集し管理しておく手法が必要になります。それが以下に紹介する「POCKETS法」と呼ばれるものです。

2.5 確認した情報を管理する新たな手段 POCKETS法

前述のように,患者の生活情報や服薬情報などの管理手法として考え出されたのが,POCKETS法です[1]。POCKETS法は,患者と会話をし,そこで得られた情報を薬剤の調製や服薬指導に生かすことを前提にした管理方法です。それぞれの管理項目の英語の頭文字をとって"POCKETS"法としています。この項目を,レセコンや電子カルテなどのメモ欄などに記載しておいて,薬剤の調製や服薬指導時に管理します。

1. POCKETS法を患者ごとの調剤・服薬指導の手掛かりに

POCKETS法の基本的な考え方は,薬局薬剤師の業務を処方の監査と患者への的確な情報提供(服薬指導)と捉えている点です。図1にPOCKETS法とSOAP法の考え方を図示しました。SOAP法が時間軸で疾病を追う考え方であるのに対し,POCKETS法はいわば輪切りの時間軸で処方の監査と患者の評価を行い,必要な情報提供・服薬指導をしていくという考え方が基本になっています。つまり,SOAP法で捉えきれていない患者情報を効率的に活用するのがPOCKETS法の考え方で,実際の運用では,両者を車の両輪のように使いこなすことが重要です。

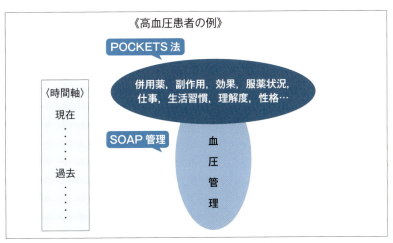

図1 時間軸とPOCKETS法およびSOAP法の関係

2. POCKETS 法による情報の管理方法

POCKETS 法で情報管理する 7 つの項目は**表 4** のとおりになります。

3. POCKETS 法のポイント

この POCKETS のなかでいちばん重要なのが,「患者の情報発信力」（S）を管理することです。服薬指導時には，S に記載した「ランク」が上がるようなきっかけを探すことに注力するようにします。このランク分けは非常に重要で，ランク A あるいは B 以外の患者の場合，薬剤師の仕事をしようにも，その入り口で閉ざされてしまうことも少なくありません。例えば，薬を早くもらいたい「ランク C」の患者に開いた質問をしたところで，きちんとした答えはまず帰ってきません。そこでしつこく尋ねてもトラブルになるだけでしょう。

それぞれのランクに応じたアプローチを行い，そのランクを 1 つずつ上げていく努力を，地道に積み上げることが必要です。例えばランク C の患者には，薬剤師しか知らないような知識を披露するなど，薬の専門

表 4　POCKETS 法の 7 項目

P :	Package（包装）　薬袋の分け方や書き方，一包化の方法，あるいはジェネリック医薬品への変更希望などを記載
O :	Organization（組織環境）　会社の業種や，「営業マン」など業務の内容，あるいは住んでいる町内やマンションでの役割，運転するかしないか，などの組織や社会環境を中心に記載。そのほか，外食が多い，喫煙や飲酒などの生活習慣も記載
C :	Character（キャラクター）　神経質かおおらかか，こだわりは何か，などの性格や気質を記載
K :	Knowledge（知識）　その人の理解力や教養，外国人の場合は言葉が通じるか，必要に応じて「医薬分業」や薬局の仕事に対する理解度などを記載
E :	Event（薬物治療に関係するイベント）　病名や病歴（わかれば），検査値や病状の変化，他院への通院，薬の服薬状況，腎臓肝臓の異常など，疾患に関係する情報。服薬アドヒアランスもここに記載。内容が多い場合は，これだけ別欄を設けて記載してもよい
T :	Time（生活時間）　起床就寝時間や，三交代勤務かどうか，食事の時間などを記載
S :	Sign（患者の情報発信力）　教科書に出てくるような患者をランク A，開いた質問に答える患者を B，閉じた質問にしか答えない患者を C，問題のある患者を D，として分けておく

家としての片鱗を見せましょう。こうしたパフォーマンスを怠ってはいけません。

　というのも，いま薬局は非常に厳しい環境にあり，多くの患者は少なくとも最初は「薬局は薬をもらうところ」としか考えていない現状があります。このため，「患者に何を確認するか」以前に，「患者から何が確認できるか」，「きちんと確認できるのか」，という大きな問題があります。したがって，患者が会話に引き込まれるような仕掛けをたくさん作っておく必要があるのです。それを薬剤師自身が嫌がっていると，他薬の服用を聞いても，体調の変化を聞いても，「ありません」とか「異状なし」といった，本当かどうかもわからない答えが返ってくることになります。それは結局，情報の質も担保できませんし，調剤報酬算定要件を満たすための確認作業に終始することにもつながりかねません。

　そこで，いろいろな方法を駆使して，薬剤師がきちんと会話をするに値する医療の専門家であることを，患者に伝える努力をまず怠らないことが必要なのです。POCKETS法は，いわばそのための管理方法だともいえます。

4. POCKETS法の運用例

　POCKETS法を電子薬歴システムに組み込んだ画面を図2に紹介し

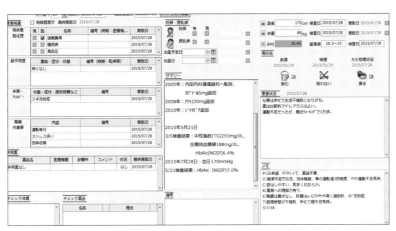

図2　電子薬歴に「POCKETS法」の各項目を入力したところ

ます。図2右下のメモ欄などにPOCKETSの記載内容が並んでいます。

　この画面は，電子薬歴の表書き部分で，個人情報などを最初に確認する画面です。この部分は，体質や体重や副作用歴の記載がある重要な画面です。ここに，POCKETS法の各項目も書き込んでおくと活用に便利である。この画面では，E（Event）である服薬内容の変化などの項目は，画面の一覧性を重視して，「サマリー」の部分に書き分けています。

2.6　患者・使用者を前にして何を聞くか

1. 初回問診票で何を聞くか

　問診票を薬局で書く習慣も定着しはじめているようです。患者情報の確認のためには，この問診票で基礎情報をできるだけ確認することが重要になってきます。

　初回来局時の問診票には，A4判の用紙を使用している薬局が多いようです。その用紙にあまり多くの質問を詰め込むと文字が小さくなり，見にくくなります。そのため，質問の数は概ね10問，多くても14〜15問くらいが限度でしょう。この制限のなかで，薬学管理の観点から重要な設問を考えていく必要があります。設問の内容は地域や施設の差もあると思いますが，筆者のこれまでの経験を元に例を示しましょう。

　表5に示した設問はあくまで一例ですが，いずれも服薬指導や薬学管理に役立てる視点の質問に集中させています。

　これは，患者が医療機関でも同様の問診を受けているであろうことを考慮しつつ，薬のチェックという色合いの質問に絞ることで，二度手間の印象を減らす配慮をしたからです。したがって，来局時の症状や体温，血圧などは，初回問診にはなるべく入れないほうがいいという考え方をしています。

　また，質問の内容もできるだけ会話のきっかけにする程度に止め，あまり詳細まで深追いをしていません。薬剤師の問診の意味は，それほど患者に理解されていないのが現状です。このため，問診票の回答で患者に負担をかけることは禁物です。

表5 初回問診の内容例

1) 体質
    ・胃弱　・不眠　・便秘がち　・下痢しやすい　・冷え性　・乾燥肌
    ・鼻炎なりやすい　・かぶれやすい　・熱性けいれん　・じんましん
    ・その他（　　　　　　　　　）
2) 医師から腎臓や肝臓に病気や異常があると言われたことがありますか？
    ・はい　・いいえ　・昔通院していたが，今は異状なし
3) これまでに大きな病気にかかったことがありますか？
    ・はい　・いいえ
    はいの場合：喘息，心臓，前立腺肥大，悪性腫瘍，その他（　　　）
4) お薬手帳のない方へ　現在，他の病院にも通院していますか？
    いいえ　はい（病名・服用薬剤名　　　　　　　　　　　　　）
5) 現在，4) 以外に飲んでいる薬や日頃よく服用する薬はありますか？
    （市販の薬やサプリメント健康食品も含みます）
    いいえ　はい（商品名　　　　　　　　　　　　　　　　　　）
6) これまでに，食べ物や薬，その他金属，植物，化学物質などでアレルギーなどの異常を起こしたことがありますか？
    ・いいえ　・はい（何で起きましたか？：　　　　　　　　　　）
    はいの方はどのようになりましたか？
    ・発疹　・発赤　・かゆみ　・発熱　・咳　・その他（　　　　）
7) 次の生活パターンにあてはまるものはありますか？
    ・外食が多い　・食事不規則（朝食抜くを含む）　・三交代などの変則勤務
    ・起床就寝が不規則　・デスクワークが多い　・屋外での仕事
8) 車やバイクなどの乗り物の運転はされますか？
    ・毎日　・週1〜3回　・ときどき　・まったくしない
9) お酒を飲んだりたばこを吸ったりしますか？
    ・お酒　　いいえ　はい（週　　　日）
    ・タバコ　いいえ　はい（1日　　　本）
10) 女性の方にお聞きします。下記に該当する場合はご記入ください。
    妊娠中（　　　　　カ月）　　授乳中（乳児の月齢　　　　　カ月）
11) 15歳以下の方は，お薬の量をチェックしますので，身長・体重をご記入ください。
    身長（　　　　　）cm　　体重（　　　　　）kg
12) 薬局でジェネリック医薬品に変更できる場合，希望されますか？
    ・希望する　・希望しない　・どちらでも
    ・もう少し説明してほしい
13) 健診は受けていますか？　何か気になることや異状はありましたか？
    ・年に1回以上　・数年に1回　・10年来受けたことがない
    ・異状なし　　異状あり（　　　　　　　　　　　　　　　　）

2. 初回問診例の解説

(1) 体質に関する質問

　体質を尋ねる薬学管理上の最大の目的は，副作用です．例えば胃弱であれば，NSAIDsが処方されたときに「胃弱のようですが，この薬は胃を荒らすことがありますので，食後に服用して空腹時は飲まないでください」といった服薬指導につなげることができます．不眠や便秘も同様です．元々の体質の情報があれば，それを服薬指導や副作用のモニタリングに利用できるでしょう．

(2) 腎臓と肝臓に関する質問

　いうまでもなく，これは薬物濃度や併用薬に影響します．詳細を初回問診だけで患者から聞き出すのは難しいでしょうが，「あるなし」と「通院しているかどうか」に答えてもらうだけでも，有効な手掛かりになります．これは，「ない」と答えた患者に対しても，処方監査や服薬指導の前提として異常がないことの確認は非常に重要です．

(3) 既往症に関する質問

　これまで経験した大きな病気の項目をいくつか並べておくほか，自由記載を設けています．これらの情報も，薬剤の禁忌や慎重投与の注意，起きやすい副作用の予想に役立ちます．

(4) 他の医療機関への通院

　現在かかっている疾患と服用している医療用医薬品についての質問です．お薬手帳を提示してもらうことで，この記載を省略してもらうこともできます．

(5) 併用薬・サプリメントに関する質問

　現在服用している市販薬など薬物治療の期間中に服用する可能性のある薬の情報を聞きます．(4)と(5)に記載があった場合は，必ず薬剤師からコメントを返すようにします．問題がない場合でも，「問題ないですね」とコメントすることがとても重要です．

(6) アレルギー歴と症状

アレルギーを起こす薬剤・物質を確認します。処方された薬剤の中にアレルギーの成分が入っていないことを確認した場合は，問題がないという結果を伝えることが重要です。

(7) 生活パターン

薬の服用がきちんとできる環境や生活習慣か，あるいは副作用の影響が出やすい生活かどうかを確認します。こうした情報があれば，それを元に薬を飲むタイミングや副作用の注意などに話題を展開できます。ここに記載がなくても，服薬指導時に生活に影響がある場合は伝えなくてはいけませんが，記載があれば格段にアプローチしやすくなります。

(8) 乗り物の運転

車の運転に影響する薬の副作用はいくつかあります。例えば，眠気や夜間の運転（羞明）に注意が必要なもの，反射神経に影響する薬などです。こうした薬剤の影響を意識していない患者が意外に多いものです。近年，交通事故の原因の10％はドライバーの体調の変化といわれており，病気や薬の影響を薬局でアドバイスする意義は大きいといえます。特に睡眠薬や抗アレルギー薬の持ち越し効果の話は，薬剤師の職能の理解に有効であり，話をするよいきっかけになります。

(9) 嗜好品

飲酒やタバコが薬効に影響を与えることがあるだけでなく，場合によっては禁煙支援のきっかけにもできる情報です。また，アルコールやタバコの量の変化に話を持っていけば，ストレスや生活のリズムの変化などといった情報を得ることもできます。

(10) 妊娠と授乳

薬剤が胎児や乳児に影響を及ぼす可能性については，一般の方も比較的知っているケースが多いものです。患者が妊娠・授乳に該当する場合は，丁寧に対応する必要があります。問題がない場合でも，決してそのままにせず，必ず問題ないことをコメントします。

(11) 15歳以下の身長・体重

必ず添付文書か，Augsberger式，Clerk式，Crawford式，Young式あるいは，Von Harnack表などを用いて薬の量を確認し，可能な限りその結果を患者にフィードバックします。確認した場合は，処方量に問題がない場合も，何もコメントしないということは，絶対にしてはいけません。

(12) ジェネリック医薬品の希望

それぞれの回答に応じた対応をします。「希望しない」患者には，服薬指導時に可能な限りジェネリック医薬品の説明をしたり，パンフレットを渡すなどしましょう。

(13) 健診の経験と結果

患者が自分で気づいていない禁忌や慎重投与の疾患がある可能性をチェックするための質問です。健診をあまり受けていない患者の場合，薬局でできる範囲で簡単なチェックを行ったり，もしくは健診の勧奨を行うことも地域の健康情報拠点としての薬局機能として重要です。

(14) その他，問診票の留意事項

患者に高齢者が多く，大きな文字にするため質問を減らす場合や，患者の重症度に合わせて設問を変えるなど，数種類の問診票を用意しておくこともできます。あるいは，いくつかは問診表から省いて，口頭で尋ねる項目とすることも可能です。

3. 処方箋に記載された臨床検査値の確認

臨床検査値は，患者の状態（の一部）を表わす指標です。医師は，基準値から逸脱していればその原因は病気あるいは症状の悪化と判断するでしょうし，一方で薬剤師は，薬剤の影響もしくは副作用ではないかと疑う際に，重要な情報として利用しています。病院の薬剤師が行っている方法を，外来の処方箋とともに薬局の薬剤師に提供することは，病院薬剤師と同じような姿勢で薬局薬剤師が調剤できる有力な手法のひとつといえるでしょう。

臨床検査値を薬剤師が知ることは，医師と薬剤師のそれぞれ別の視点で「医薬品の適正使用」や「副作用の防止」をより具体的にチェックすることが可能となるという意味で，医薬分業の本質であるともいえるでしょう。

4. 薬歴の9項目をどう確認するか

調剤報酬の「薬剤服用歴管理指導料」の算定要件として，薬歴に記載すべき質問項目（俗に9項目とよばれるもの）があります（表6）。もちろん，各項目を聞いて記録するだけでは同料は算定できません。患者から得た情報に基づいて，患者などに服薬指導することが条件になっているからです。

この9項目の後半と，前述の初回問診票の内容を見比べていただけば，問診票や会話を通じた情報収集が重要であることが，より一層理解できることでしょう。

そもそも，これらの項目は，患者が抱える問題・課題を聞き出す手段だったはずです。現状は「手段」が「目的」化して，項目を聞いて薬歴に記録することが目的となっていないでしょうか。聞くだけ聞いてフィードバックがないのでは，患者は薬剤師が何をしているのかわからないのも当然です。「手段」を「目的」化しないために，ここでは，代表的な確認項目について，患者のどんな情報を収集したり，何を確認するかという観点でまとめてみましょう。

表6 薬剤服用歴管理指導料算定要件で患者に確認する項目

- 服薬状況
- 残薬の状況の確認
- 患者の服薬中の体調の変化
- 併用薬など（要指導医薬品，一般用医薬品，医薬部外品，いわゆる健康食品を含む）の情報
- 合併症を含む既往歴に関する情報
- 他科受診の有無
- 副作用が疑われる症状の有無
- 飲食物（現に患者が服用している薬剤との相互作用が認められているものに限る）の摂取状況など
- 後発医薬品の使用に関する患者の意向

(1) 服薬状況

「薬を飲めているか」,「残薬などないか」を確認する項目です。最近では,残薬チェックは独立した項目になっています。いずれにしても,ここできちんと情報収集して対応していれば,残薬の問題はあまり起きないはずです。しかし,患者宅に訪問すればわかるように,薬局店頭で「きちんと服用できている」といっていても,実際は大量の残薬を抱えていることもよくあります。上手に聞き出す工夫をすることが大事な項目といえます。

(2) 服薬中の体調変化

薬剤師が「体調変化」と聞くと,体調が悪くなることばかりを気にする傾向がありますが,「薬が効いているかどうか」の確認も大事です。薬を飲んで調子がどうなったのか,具合はいいのか,実際に聞いてみると,薬が効いたという実感を持っている患者はそう多くなかったりします。もちろん,自覚症状に出ない疾患も多いのですが,いわゆる漫然投薬になっている患者を見つけることも多くあります。そのようなケースでは,患者も服薬そのものに疑問を抱き始めることがあります。そうなると,飲み忘れが増えたり意図的に服薬しないといった事態を引き起こしてしまいます。

服薬中の体調変化を確認をすることは,患者の二次的,三次的な問題の発見にもつながります。

(3) 他科受診および併用薬

これも服薬状況と同様に,重要な問題でありながら,患者が正直に答えないことも多く,どのように聞き出すかが重要なポイントとなる項目です。

以前は,薬剤の重複や相互作用など,併用薬のチェックに重きが置かれていた時代もあったようですが,現在は「前立腺肥大で受診している患者に,別医療機関で抗コリン薬が処方された」といった,薬剤と疾患との禁忌や注意,慎重投与の重要性も認識されています。

さらに,一般的には禁忌や要注意の関係にある疾患と薬剤でも,薬剤によっては相対的に危険度が下がるものもあります。あるいは,緑内障(狭隅角緑内障や閉塞隅角緑内障)の患者に抗コリン作用を持つ薬剤は

禁忌ですが，緑内障の処置により，その危険率が下がるケースもあります。そのため，特に禁忌の疑いがある場合は，薬剤や疾患についてさらに掘り下げて聞く必要があります。

　この確認項目でもうひとつ大事なことは，病気を抱えていても受診していない患者を発見することです。糖尿病であっても途中で脱落して受診を続けていないケース，前立腺肥大や緑内障に気づいていないケース，患者が他者に言いたくないようなケースなど，理由はさまざまでしょうが，検診を日頃からどの程度受診しているかを聞いておくのは，こうしたときの重要な手掛かりになります。

　いずれにせよ，漫然と質問して終わりではないことによく留意する必要があります。

(4) 飲食物の摂取状況

　一般的には納豆，グレープフルーツジュース，アルコール，あるいは健康食品のようなものを思い浮かべることが多いようです。これらも重要ですが，そのほかにも気にしたいのが「薬を飲むのにどんな飲み物を用いているか」です。水以外のもので薬を飲んでいる人は6割程度いるという調査結果もあります。飲むのがお茶であれば，タンニンと鉄剤との相互作用は有名ですし，スポーツドリンクにも金属イオンが含まれていて，薬剤とキレートを形成するなど，影響を与える場合もあります。一方で，水なしで飲んでいる患者も意外に多いものです。これらがなぜいけないか，きちんと説明できる薬剤師である必要があります。飲み物は意外な盲点なので，意識して患者に確認する必要があるでしょう。

(5) 副作用

　薬剤師が一番注力しなければならないのは，この副作用の発見です。病状の変化を薬局で把握するのは，診断名や検査結果が不明なことも多いので，難しいこともありますが，副作用については薬の薬理作用に起因するものも多く，薬剤師が本来得意にしなければならない分野です。そこで，副作用については以下にNaranjoのアルゴリズムを紹介して詳しく解説します。

2.7 薬の副作用の判定をするための患者情報の確認

　患者が副作用らしき症状を訴えてきたとき，典型的な副作用症状の場合は判断に迷うことはありませんが，症状が新規の場合や，服用薬が複数あって被疑薬がどれか判断に迷うようなケースもしばしばあります。そんなときに役立つのが Naranjo（ナランホ）のアルゴリズムです。

1. Naranjo のアルゴリズムとは

　Naranjo のアルゴリズムは薬剤による副作用を判定するための国際的な指標です。服薬した患者に起きた症状の変化についてのチェック項目があり，点数化できるようになっています。その点数により被疑薬の副作用かどうかを判定する仕組みです。

　項目の中には，薬局ではチェックできないものもありますが，それを除いて評価しても十分役に立つ指標で，特に複数の薬剤が被疑薬となるようなケースで有用です。副作用らしき症状を見つけたときに，Naranjo のアルゴリズムを利用して確認していくと，判断の目安になります。

　Naranjo アルゴリズムは，表7 に示すように10 の質問で構成され，回答によって決定するスコア値を求め，それに応じて因果関係の有無が判定できるようになっています[2]。

　Naranjo のアルゴリズムでは，点数で薬剤との因果関係が評価されるため，実践的で使いやすい指標です。医療機関へ報告するときにもお互いの共通言語として使え，より客観的に報告することができます。

　また新規の副作用に遭遇したり，重篤な経過をたどった場合に，PMDA への副作用報告を行ったり，あるいは論文で症例報告する際にも，このアルゴリズムを用いると，きちんと仕事がしやすくなるので便利です。

表7　Naranjoのアルゴリズムの点数評価表

質問項目	YES	NO	Don't Know
Q1：当該副作用についてすでに報告があるか？	1	0	0
Q2：被疑薬の投与後に副作用が発現したか？	2	-1	0
Q3：被疑薬の中断で副作用は良くなったか？	1	0	0
Q4：被疑薬を再投与したときに副作用が再発したか？	2	-1	0
Q5：当該副作用の原因となりうる別の要因があるか？	-1	2	0
Q6：偽薬を用いたときに当該副作用が発現したか？	-1	1	0
Q7：中毒域の体内濃度が検出されたか？	1	0	0
Q8：当該副作用は増量で重篤に，または減量で軽減するか？	1	0	0
Q9：同じ医薬品または類似薬で類似の副作用を発症した経験があるか？	1	0	0
Q10：副作用を支持する客観的な証拠があるか？	1	0	0

上記評価による得点の合計により
$\geqq 9$：Highly Probable
$8 \sim 5$：Probable
$4 \sim 1$：Possible．
$\leqq 0$：Doubtful
と評価される

（横井　正之）

【参考文献】
1) 横井正之：調剤録と薬歴管理．図解調剤学，一川暢宏，中嶋幹郎（編），pp300-322，南山堂，2011．
2) 龍原徹，澤田康文：ポケット医薬品集2014年版，pp68-69，白文舎．2014．

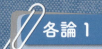

何を確認するか
3. 薬物治療に関する情報

Point

- ☑ 患者・使用者が何を求めているのか，患者に直接確かめる
- ☑ なぜ薬物治療が必要になったか，患者・使用者とともに考える
- ☑ 薬物治療の目標を患者・使用者と薬剤師が共有する
- ☑ 薬物治療中は，現在の状況が患者・使用者の期待に沿っているか確認する
- ☑ 薬が飲めていない場合は，その原因を確かめる
- ☑ 残薬を処方医が知らずに追加処方などをしている可能性も考える
- ☑ 残薬になっている処方が，本当に患者・使用者に必要か再検討する
- ☑ 処方された薬の副作用は，①自覚症状，②頻度，③好発時期を予め薬歴に書いておき，適切な時期に確認する

3.1 患者・使用者が解決したい問題は何か

1. 最初に来局するまでの経緯を考えよう

（1）なぜ来局したのか考える

　患者・使用者の薬物治療に関する情報を得るにあたって，まず考えたいことは，患者・使用者が来局するに至った経緯です．患者・使用者が，「なぜ医療機関に受診したのか」，「なぜOTC医薬品などを購入したいのか」をまず理解する必要があるでしょう．

　彼らがそうする理由は，体調不良であったり，何らかの自覚症状や不安があるからで，それで日常生活に支障を来したり，あるいはその不安があるために受診したり，OTC医薬品や医薬部外品，あるいはいわゆる健康食品の購入といった行動に出ると考えられます．

（2）痛みを訴える患者・生活者を例に考える

　患者や使用者が何らかの「痛み」を感じたとき，一般的には「痛みが発生する原因は何か？」を精査するよりも，まずは痛みを取り除くことを最優先に考えるでしょう．そのときの行動は大まかに以下のように分けられます．

① 痛みの度合いをこれまでの経験などから推し量り，鎮痛効果のある外用薬や飲み慣れた痛み止めを服用してようすをみる．
② これまでに経験のない痛みであったり，①でも改善がみられない場合，あるいは何度もぶりかえす場合には，対処方法をインターネットで調べたり，友人や知人に相談する．
③ 耐えられない痛みの場合には，とにかく医療機関に受診する（救急車を呼ぶこともある）．

　このようなさまざまな経緯・段階を経て，患者・使用者は薬局を訪れることになるわけですから，同じ痛みといっても程度はさまざまですし，緊急度もそれぞれ異なります．とくにOTC医薬品販売の場合には，痛みの程度や場所，これまでの経過などを十分に聞き取り，患者の求めるOTC医薬品が適切かどうかを判断する必要があります．

表1 SIT DOWN SIR

S	Site（部位）または location（場所）
I	Intensity（強さ）または severity（重症度）
T	Type（タイプ）または nature（性質）
D	Duration（持続時間）
O	Onset（はじまり）
W	With other symptom（随伴症状）
N	aNnoyed or aggravated by（何によって悪化するか）
S	Spread（広がり）または radiation（放散）
I	Incidence（発現）または frequency（頻度）のパターン
R	Relieved by（どうすれば症状が軽減するか）

表2 LQQTSFA

L	Location（部位）
Q	Quality（性状）
Q	Quantity（程度）
T	Timing（時間・経過）
S	Setting（状況）
F	Factor（因子）
A	Associated manifestation（随伴症状）

(3) OTC医薬品販売に役立つ患者情報の収集方法

　医師の診断に基づき処方箋が発行される場合と異なり，OTC医薬品を求める使用者への対応には，OTC医薬品の販売が適切か，あるいは受診を勧めるべきかという判断も必要になりますので，情報収集の手段も少し異なってきます。

　表1は英国で用いられている「SIT DOWN SIR」と呼ばれる問診の技法，表2は日本の一部でも研修などで用いられている「LQQTSFA」と呼ばれる問診技法です。これらを参考に，使用者の求める薬物治療が適切か，判断できるようにしましょう。

2. 薬剤服用歴管理指導料の算定要件から

　患者・使用者に確認すべき「薬物治療に関する情報」を考えるとき，ひとつの参考になるのは，「薬剤服用歴管理指導料」の算定要件として例示されている表3の項目です。

　これらは大きく，①薬物治療を開始するときに確認すべき情報と，②

表3　薬剤服用歴管理指導料算定において薬剤服用歴に記載すべき事項

ア	氏名・生年月日・性別・被保険者証の記号番号・住所・必要に応じて緊急時の連絡先などの患者についての記録
イ	処方した保険医療機関名および保険医氏名・処方日・処方内容などの処方についての記録
ウ	調剤日・処方内容に関する照会の要点などの調剤についての記録
エ	患者の体質・アレルギー歴・副作用歴などの情報
オ	患者またはその家族などからの相談事項の要点
カ	服薬状況
キ	残薬の状況
ク	患者の服薬中の体調の変化
ケ	併用薬など（要指導医薬品，一般用医薬品，医薬部外品およびいわゆる健康食品を含む）の情報
コ	合併症を含む既往歴に関する情報
サ	他科受診の有無
シ	副作用が疑われる症状の有無
ス	飲食物（現に患者が服用している薬剤との相互作用が認められているものに限る）の摂取状況など
セ	後発医薬品の使用に関する患者の意向
ソ	手帳による情報提供の状況
タ	服薬指導の要点
チ	指導した保険薬剤師の氏名

薬物治療を進めるなかで確認すべき情報，の2つに分けることができます。

　薬物治療を開始するときに，患者・使用者に確認すべき事項といわれて，皆さんは何を思い浮かべるでしょうか。いちばん多いのが薬剤と患者・使用者の体質の関係や，併用薬の相互作用などでしょう。薬物治療を処方意図どおりに進める観点からは，どちらも重要な確認事項です。これらの事項については前項でも触れていますので，ここでは省略します。

　むしろここでは，薬と患者・使用者，薬と薬の関係ではなく，患者・使用者自身の問題にフォーカスして，何を確認すべきかを考えていくことにします。

3. 患者・使用者が薬物治療に何を求めているかを確認する

　薬物治療を適切に進めるために，薬剤師をはじめとする医療提供者と患者・使用者とが，薬物治療の目標を共有していることが重要です。

目標を共有するためには，患者・使用者がその薬物治療に対してどのような印象を抱いているのか，あるいは薬物治療を行わなければいけない状況になったことに対して，どのような気持ちを持っているのか確かめておくことがまず必要となります。

この情報が処方箋に書かれていることはまずないので，医療消費者から直接聞き取ることが必要になります。

4. 患者・使用者は何を求めているか

(1) その人が対処したいのは「病気」か「症状」か

体調不良を自覚した場合，多くの人は，医師の診断を仰ぎ，医薬品を処方してもらい，処方された医薬品で状態を改善しようとするでしょう。あるいは自ら，その不良な状態がOTC医薬品で対応可能と判断すれば，薬局に出向き，状態を改善するための医薬品を薬剤師などのアドバイスに従って購入し，服用・使用します。

つまりセルフメディケーションにしても，医師への受診にしても，「病気」が対象ではなく，医薬品などによる「症状」への対処が，当初の患者・使用者の要望でしょう。

医薬品には，「適応症」があり，多くの場合は「病名」に伴う各種「症状」が「適応症」となっています。

しかしながら，多くの患者・使用者は，そもそも不快な「症状」の改善を目的として，受診や医薬品の購入を決意したはずなのに，医師や薬剤師との会話で，「病名」情報に引っ張られ，いつの間にか医薬品によって「病気」を治すこと（だけ）に意識が集中してしまう傾向にあるようです。

(2) 治療のターゲットは「症状の改善」である

不快な症状を改善するためには，医薬品の効果のみで対処するのではなく，衣食住環境の改善は必須です。「薬」で「病気」を「治す」と考えてしまうと，往々にして医薬品などだけに頼り，いわゆる「養生」を忘れてしまいがちになります。

例えば，足の指の間がかゆく，小水疱ができている場合や，皮膚の表皮が剥離し紅斑した「症状」を改善したくて，皮膚科に受診したり

OTC医薬品を購入して「症状」を改善しようと思っている患者・使用者のケースで考えてみます。

多くの場合、臨床所見や既往歴の有無、顕微鏡検査によって「水虫（足白癬）」との診断が下されるでしょう。その「水虫」という病名が、医療提供者と患者の話題に終始すれば、治療の目標は「水虫の原因である白癬菌を退治すること＝抗真菌薬による治療」だけになってしまいがちです。

しかし、患者・使用者の受診・医薬品購入動機は、「痒みがある」、「皮膚の剥離が気になる」、「小水疱が気になる」など自覚症状の改善です。だとすれば、それら自覚症状を列挙し、改善の優先順位をつけ、それぞれに対応する有効成分を検討することも考慮しないと、往々にして、患者・使用者の要求と選択医薬品の効果にずれが生じ、「症状が取れない（治らない）」、「薬が効かない」との不満やネガティブな感想を抱かせてしまうかもしれません。

このケースでは、抗真菌薬は必須ですが、抗炎症薬、痒み止め、浸透剤（尿素）なども、自覚症状に応じて必要となるでしょう。また、皮膚の状態により、基剤（軟膏剤、クリーム剤、液剤）の選択も重要です。さらに、「悪化要因」をとり除くための日常生活上の注意点や養生方法などのアドバイスがあれば、なお良いでしょう。

つまり、医薬品の選択は、まず「病名ありき」ではなく、「自覚症状」の集積により、どんなイベントが発生するリスクがあるのかなども加味しながら、現在の状態・状況を「判断」し、その「原因・由縁」に対する「有効成分」の選択と、「自覚症状」の改善のための「有効成分」をバランスよく選択する必要があるといえます。

薬剤師は「薬の専門家」ですので、他の医療従事者より薬理学・製剤学には長けているはずです。ですから、より効果的な「剤形の選択」も可能です。

「有効成分」を「効かせたい部分へどう届けるか」をロジスティックに考えることも必要です。

(3)「症状」を聞くことから始める

このような視点で考えると、患者・使用者の訴えを聞くことからはじめなければ適切な対応（受診勧奨やアドバイス、医薬品などの選択）は

できませんし，医薬品などを選択した場合にも，適正使用はかなわないことになります。

　処方箋による調剤の場合は，受診した目的や処方医の診断内容が不明であり，主たる有効成分の適否や，随伴症状の改善要求の度合いが不明であることに鑑みると，患者の訴えをよく聞くことが，「調剤」の第一歩であることは間違いないでしょう。

5. なぜ医療が必要になったのかを患者・消費者とともに考える

　薬剤師は患者・使用者に対し，これからどのように健康を回復していくべきなのかを共に考える姿勢が重要です。そのためにも，患者・使用者が「なぜ今の状況に至ったのか」を，薬剤師の視点で一緒にひも解いてみると，おのずと薬物治療の目標が見えてきます。それが，患者・使用者と薬剤師が共有すべき目標となるわけです。

　生活習慣病であれば，運動量や，食事，飲酒などの生活習慣の積み重ねが発症因子となっていることが多くみられます。薬局での服薬指導の多くは，薬の適正使用と副作用の早期発見に重きが置かれていますが，薬の問題にフォーカスするだけでなく，その前に患者・使用者に寄りそう姿勢がまず必要でしょう。患者・使用者がなぜ不適切な生活習慣を続けてきたのか，診断を受けた後で生活習慣をどう変えていきたいのか（あるいは変えたくないのか）を，批判的な態度ではなく患者・使用者に寄り添う姿勢で確かめることが必要です。

　また，薬物治療は患者・使用者が健康に近づいていくための手段であり，目的ではないことを理解してもらう必要もあります。医薬品は患者・使用者の健やかな生活があってこそ，その効果は発揮されます。例えば，まったく運動をせずに脂質異常を回復できるでしょうか。検査値上は低い値となっても，服薬を休止した後もその状況は続けられるでしょうか。

　では，運動や，食事を管理し，それらを習慣づけることで，患者・使用者の基礎代謝が上昇したとすればどうでしょう。薬剤師が患者・使用者と関わるうえで重要なことは，患者・使用者の生活に寄り添い，医薬品を服用することで1日ごとにだんだんと症状や臨床検査値などが改善されることを理解してもらうためのアドバイスや励ましなのです。

6. 医療消費者の受診，購買行動が適切であったか確認する

　重要な視点のひとつとして，患者が受診した「診療科」が適切だったのかを考える必要もあります。健康診断で受診勧告を受けた場合には適切な診療科へ受診できるだろうと思われますが，日常生活で何らかの変調を感じて医療機関に受診した場合，見当はずれな場合も考えられます。

　かかりつけの薬局などで薬剤師に相談することが習慣になっている人にとっては，このようなことはないと考えられますが，そのような習慣がない人にはまず，患者が医師に訴えた変調が，適切に伝わっているかどうかを確認する必要があります。

　受診するのではなく，OTC医薬品を購入される場合では，さらにもう少し注意が必要です。使用者が身体の変調に対して自己判断で，なにかしらの商品を指名して購入しようとした場合，薬剤師は積極的に介入するべきです。

　実際に以下のような事例がありました。

　【ケース1】咳と痰が出て，のどの痛みがあるので，自己判断で耳鼻科に受診した患者に，いわゆる風邪薬が処方されました。1カ月経過しても改善されず，悪化傾向だったため，別の内科医に勧められ呼吸器内科を受診したところ，肺がんが見つかり，かなり深刻な状況であることがわかりました。

　【ケース2】薬局に来局した相談者の訴えは「風邪をひいて咳が出ている」ことで，要望は「咳止めを購入したい」ことでした。薬剤師の介入で「心疾患の持病を持っている」こと，「すでに，咳止めを4日間服用しており，なお咳が続くので，もう1つ咳止めを購入したい」ことがわかりました。この相談者に対し，薬剤師は咳止めの販売をせず，受診を強く勧めたことで受診につながり，「心不全」の状態だったことが発覚しました。

　自己判断による受診やOTC医薬品の購入は，上記のような重要な要素が隠れている可能性があります。薬局薬剤師が店頭でできることは，このような患者・使用者をよく観察することにつきます（表4）。これら患者・使用者が抱えている違和感を，医師や薬剤師に伝えきれない場合や，「それは病気には関係ないこと」だと自己判断している場合もあるので，薬剤師の観察力を高め，それを活かした患者・使用者への確認

表 4　観察のポイントの例

- 足を重そうにして歩いていないか
- 薬剤師からの質問に答えるのに時間がかかったり，続けざまにしゃべることができない（息切れ，痰がからむなど）
- 手の指や足がむくんでいないか（冬なのに靴下を履いていない，サンダルを履いている，など）
- 薬剤師からの質問が理解できない，的確な答えが返ってこない（答えているうちに話がそれてしまい的確なアセスメントができない）
- 季節や気候にあった服装でない
- 洋服が変わらない，食べこぼしや衣服の汚れが気になる
- 財布や処方箋などを出すまでに時間がかかる，支払いの際に小銭を出さない

をぜひ心がけてほしいものです。

7. まとめ

　ここまで述べてきたような確認を経て，処方箋を応需した場合には，患者から得た情報が処方内容とあっているのか，患者が薬物治療に抱いている期待に沿った処方内容なのかを確かめる作業を，薬剤の調製に取りかかる前に行っておく必要があります。もしも，患者が期待する薬物治療の目標と明らかに異なる薬剤が処方されていた場合，適した処方ではない可能性もあります。これから薬物治療を開始する患者の場合には，適した処方ではなくても「前にもらった薬とは違う」という発見にはつながりません。

　どのような理由で処方されたのかを患者に確かめることで，適した処方なのかが判断でき，医療用医薬品の適正使用に貢献することもできるのです。

　OTC医薬品の販売の場合には，ここで得た情報により，医薬品を販売すべきか受診勧奨すべきかの判断につながる場合があります。前述のケースのように，症状を自己判断し指名買いする使用者にも，なぜその薬を必要としているのか確かめておくことが大切です。

　ただし，実際のところ，通常ここで得た情報はただちに疑義照会や受診勧奨に結びつくものではない場合のほうが多いでしょう。薬物治療を開始する際に，薬物治療の目的を患者・使用者と共有することは，疑義の発見や受診勧奨が目的というよりも，これからの薬物治療を適正に進めるためのオリエンテーション的な意味合いが大きいといえます。

3.2 薬物治療が目標どおりかどうかの確認

1. はじめに

　薬物治療の目標は，急性的な症状と慢性的な症状では設定が異なります。急性的な症状では，比較的目標を達成するまでのプロセスは短く，また目標が達成できなかったときの次の判断もしやすいものです。しかし，慢性的な症状では急性的な症状に比べ目標を達成するためのプロセスが長く，複数のプロセスを並行して行うこともあります。疾病によっては，付随する症状やその度合いによりステージ分けされ，それぞれ対応が異なることもあります。そういった疾患は，処方内容から治療指針・ガイドライン上でどのステージなのかを把握することも可能です。

　ともあれ，急性・慢性を問わず，薬物治療の目標を達成するプロセスを組み立てて，プロセスが長い場合には，達成しやすい中間的な小目標を提示してクリアしていくという提案も必要になります。治療の成功という大きな目標の中に中目標と小目標を組み立てて，ひとつずつ達成していくイメージです。

　患者・使用者に対しては，それらの目標と現状があっているか，設定した目標に無理がないかなどを，適宜確認しながら薬物治療を進めていくことになります。

2. 患者・使用者は薬物治療に何を期待しているか

　次に，薬物治療を進めていくなかで，患者・使用者に確かめるべき事項について考えてみましょう。まず最初に確認するのは，患者・使用者が置かれた現状と，患者・使用者が望む姿との間にどの程度のギャップがあるか，という点になります。

　往々にして，患者・使用者が求める健康のレベルは非常に高いものです。整形外科領域の疾患で治療を受ける中高年の患者では，「若い頃のように走り回ったりできるレベルまで戻りたい」といった，あるいは生活習慣に伴う内臓疾患の患者であれば，「なんでも好きなものを食べられる生活がしたい」などのレベルまで要求することも多くみられます。

しかし，薬物治療で得られるアウトカムは往々にして患者・使用者の要求レベルに達しないことが多いものです。薬物治療でどのような機能がどこまで回復できる見込みがあるか，患者・使用者の期待と実現の可能性などを，表5のような表を用いて共に考えるといいでしょう。

また，疾患には予後が良いものとそうでないものもあります。それらの事実をどうやって患者・使用者に納得してもらうか。納得のうえで目標設定，目標修正することが，薬物治療を適正に進めるためのキーポイントとなります。

薬物治療の目的は，発症前の状態まで戻ることなのか，あるいはこれ以上の悪化を防ぐことなのかといった点を把握し，治療目標を正しく設定することが基本となります。さらに，その目標に向かって薬物治療が進んでいるかを確かめていくことが，患者・使用者の意欲を維持しつつ薬物治療を進めるために重要です。

また，医薬品には服用して効果をただちに実感しやすいものと，そうでないものがあります。それは疾患の特性とも関連しており，多くの生活習慣病は医薬品を服用しなくても状態の悪化を実感しづらいだけでなく，医薬品を服用しても状態の改善を実感しづらいものです。

このような疾患の場合，そもそも薬物治療の目標設定が難しく，患者・使用者の意欲を維持するための工夫が求められます。

表5 健康への期待と現状などを自己評価してもらう

健康と感じる要素	現状の自己評価	薬剤師からみた正確性	回復到達目標
	(それぞれ1～10で評価)		
肌のハリ			
睡眠時間			
走れる			
歩ける			
座れる			
起てる			
聞こえる			

3. 薬物全体における治療の位置づけを把握する

　高血圧症の場合，きちんと服薬して血圧をコントロールすれば，血圧が高いことで生じるイベントは起こらないことから，適正な血圧値の維持を目的とした長期的な服薬を指示されることがほとんどです。

　しかし，なぜその疾患になったのかを患者の生活背景の視点からひも解いてみると，患者に何をなすべきかを薬剤師から提案することが可能になります。例に挙げた高血圧症のような生活習慣病では，「薬では完全に治らない」というのではなく，「（臨床検査値を改善する）薬を補助的に使って，生活改善など，自身の努力で改善していくもの」と伝え，患者に納得してもらうことがポイントになります。

　検査値上の異常によって服薬を始めたケースでは特に目標が定めにくいものです。脂質異常症であれば，脂質の検査値だけではなく，腹囲の大きさも診断の際の指標に入っています。このような患者は，一般的に医師からはお腹周りの皮下脂肪，または内臓脂肪を減らすことが第一であると指導されます。薬局の薬剤師は，患者が医師から指導された内容を確認し，脂質の検査値の正常化に貢献するために，より具体的な説明やアドバイスとして，単純に体重を落とすだけではなく，基礎代謝を高める目的で腹筋や有酸素運動を勧めたり，自主的に定期的な腹囲の測定や，基礎代謝の測定をしてもらい，年齢別の標準値との比較を促すようにします。このような取り組みを3カ月〜1年ほどかけて行えば，より患者が治療に対して好意的に受け入れてくれるのではないでしょうか。

　往々にして，生活習慣病などの患者は，処方元の医療機関などで生活環境・食事の改善についてかなり厳しく指導されたうえで来局されます。医療従事者としてあたりまえのことを指導したと思っていても，患者側にとってみれば，時には屈辱的な気分を味わったり，自己否定されたと感じる方もいらっしゃいます。なかなか近親者にも理解を得られず，孤独を感じている方も多いのではないでしょうか。

　患者が薬剤師との会話で臨床検査値に異常が現れる原因への理解を深め，薬剤師が目標の設定を手伝い，寄り添い，励ましていくことで，患者は孤独ではなくなります。これは，生活習慣病だけではなく，あらゆる疾患の治療に対しても，とても重要なポイントになり得ます。

　ここで強調したいのは，これらを行う理由です。前述のとおり，生活

習慣に起因する疾患は，薬物治療だけで治癒を目指すことは困難で，主従関係でいえば薬物治療は従になります。主である生活習慣の改善が，薬物治療の成果を上げるうえで重要な要素となるわけです。そこに対し適切なアドバイスのないまま薬物治療を続けても，治療目標に到達することは困難であることを薬剤師が認識し，薬物治療の効果をあげるために必要な，投薬以外の行為にも意識を及ぼさなければいけません。薬剤師が「薬を渡すだけでは薬物治療への責任を果たすことができないタイプの疾患」だということを認識していれば，投薬と服薬指導以外に何をすべきかが見えてくるでしょう。

4. 症状を抑えること＝治癒ではないケースを理解してもらう

　風邪などの急性疾患の場合，現れる急性症状の多くはとても不快なものです。それらの不快症状の多くは薬を飲むことで軽減できますが，「症状が出ない＝治った」ではありません。そのことを，患者・使用者が誤解しないよう薬剤師は心がけ，間違って理解されないように努めなければいけません。

　例えば，発熱し解熱鎮痛剤を服用したとしましょう。結果として熱が下がったので，患者・使用者はいつもどおり入浴してしまって重症化した，ということがままあります。薬物治療の目的を患者・使用者が正しく理解していなければ，こんなことが起きるのもあたりまえです。この場合，医薬品は症状（この例でいえば発熱）を隠した，抑えただけであり，病気（たとえばウイルス）が身体から抜けていったのではないということを，患者・使用者に理解してもらうようにしましょう。

5. 目標の共有が患者・使用者にもたらすメリット

　このように，薬物療法を行ううえでは，疾患と薬物治療のさまざまな要素を踏まえ，患者・使用者本人と薬剤師が治療目標を共に評価すべきですが，往々にして薬剤師が掲げる目標と患者・使用者のそれとが食い違うことも念頭に置いておく必要があります。

　先ほどの急性疾患で例えれば，患者・使用者は，「薬を飲んだら明日の朝にはすっかり治っている」と思っていたために，熱が下がったこと

表6 「風邪」の症状の改善に対する患者の期待の例

患者の訴える症状	患者の期待	理由	どれぐらいの期間で
鼻水	止めたい	食事しづらい	すぐに
鼻づまり	通したい	仕事に支障がある	3日間くらいで
頭痛	軽くしたい	苦しい	7日間くらいで
熱	下げたい	だるい	いつでも

(留意点)
※患者の到達したい状態は各項目において相対的である。
※重症度に関しては薬剤師では判断できない。

を「治った」と判断してしまったのかもしれません。一方，薬剤師は「3日後にはだいぶ良くなっているだろう」と考えていたものの，それを患者・使用者に伝えていなかった，ということが考えられます。「風邪」の症状に対し，患者・使用者が何を求めているのかを，表6に例示してみました。同じ「風邪」であっても，患者・使用者がまずどのような症状の改善を期待しているのかを確認することで，適切な成分を含む製品の選択が可能となります。

　治療目標を共有できていれば，患者・使用者自身が薬物治療の途上で何をすべきか，何をしてはいけないか，自ら判断できるようになります。判断できないことがあれば，薬剤師に相談するという判断もできるでしょう。

　薬物治療を進めていくなかで重要なのは，治療目標を共有することで，患者・使用者自身の判断力を高めていくことなのです。

3.3 薬物治療で患者・使用者が感じている不満などの確認

1. はじめに

　薬物治療を受けているうちに，何らかの不安や不満が現れてくることは，よくあることです。「なかなか自覚症状が取れない」，「努力しているのに臨床検査値が改善されない」，「理解しているけど実行できない」など，目標がスムーズに達成できないときに患者・使用者は，その不安

や不満の原因を医薬品や処方医に求めることもあります。

　薬剤師は「今の状況で満足しているか？」，「困りごとや不安・不満はないか？」を常に気にかけ，患者・使用者にアプローチし，達成しやすい目標設定にアレンジすることも必要です。また，治療全般の悩みや困っていること，不安や不満なども確認し，医師への情報提供や提案も大切です。

2. 医療消費者は薬物治療に満足しているか

　薬物療法の際に重要なことは，薬剤師と患者・使用者が共通の到達目標を設定することであることは，ここまで詳述してきました。その到達目標の設定の際に必要な薬剤師の視点は，患者・使用者が日常生活を営むうえで何を優先的に解決したいのかを踏まえて考える，ということです。

　薬物治療で患者・使用者が不満を抱くのは，長く飲み続けても効いた感覚が希薄なときに多くあります。このような不満は長期にわたり服用することで徐々に病変部を回復するような成分でよく見受けられます。つまり，患者・使用者は不快な症状をすぐ取り除けると期待していたのに，そうではなかったという場合です。

　例えば，患者・使用者が接客業に携わっている場合，鼻水や鼻づまり，咳などの症状は仕事の最中だけでも抑えたいと思っているでしょう。あるいは，長時間の移動（旅行など）がある人は，排泄に関係する症状は抑えておきたいと考えたりします。こうした場合，患者・使用者が求めているのはあくまでも一時的な対応にすぎません。

　それに対応することはもちろん，さらに薬剤師としては，根本的に完治させるためにどうすべきなのかという目標を患者・使用者と共有しておきたいものです。原因の病変があるために，症状が起きているのであり，症状を抑えるだけでなく原因の治療も必要となる，ということを確認し，患者・使用者に意識づけしてもらうことが重要です。

　もちろん，根治させる医療技術が確立していない分野では，症状を抑えることが目標となります。薬剤師としては，薬物治療の目標が症状を抑えることなのか，あるいは根治を目指すのかを把握しておくことが，患者・使用者との目標共有の第一歩となります。

3. 症状を抑えることが目標の場合

　症状を抑えることが目標となるのは，OTC医薬品による薬物治療に多くみられます。症状を抑えているうちに，体内の自然治癒能力による回復を目指す急性疾患や，根治療法が未確立なアレルギー疾患などの分野に，OTC医薬品が多いためです。そうした症状を薬局で相談された場合，適切なOTC医薬品を選ぶことができるようになりたいものです。

　OTC医薬品を選ぶ際に重要なのは，できるだけ単一の成分であることです。つまり，患者・使用者が抑えたいと思う症状に的確に作用する成分のみの薬剤が望ましいでしょう。それには，OTC医薬品で軽快せず，受診することになった場合にも，医師が症状とこれまでの薬物治療の経緯を把握し，問題を判断しやすくなるという利点もあります。

　症状から成分を選択する力を身につけるためには，日頃から医師の処

> **患者は薬を使えているか**
>
> 　先日，ある知人の皮膚科医から「せっかく良い外用薬を処方しても，ケチれば効果がない。患者にどのくらい使用するようにと指導しても，患者の価値観や思い込みが先行して適切に使用してくれないので，思うような治療効果がでない」とグチをこぼされた。またある日，眼科医から「患者はちゃんと点眼をしているといい，家族に聞いても点眼をしているというが，眼圧が下がらない」という話を聞いた。その患者に薬局で実際に点眼してもらったところ，目にほとんど入っていなかった。目尻ではなく目頭に点眼し，点眼後に圧迫もしていない……。これでは効果がないのもしかたがない。
>
> 　あるとき，ペンタイプの自己注射剤が不良品だとクレームがあったので，実際にどのように使用して不具合が生じたのかを確認したところ，まちがった自己流のやり方で使用して，自分でデバイスを壊していたケースもあった。もちろん，誤った使用方法なので指示された単位も注射できていなかった。
>
> 　最近は，吸入器などのデバイスも増え，操作が複雑なものも多いので，高齢患者では適正に使用できないことも多い。このような事例を目の当たりにすると，処方側は患者側の認知機能や対応能力を考慮して処方しているか疑問が残る。調剤する側として，患者の認知機能や対応能力を考慮して服薬状況を確認し，場合によっては問題解決のための対策を考えることが大切だと感じる。

方に触れ，頓用などに使用される成分を知っておくことが重要です。その成分を含む製品を探し，取り揃えておくと，症状に応じたきめ細かな製品選択が可能となります。さらには，自らも同様の症状の場合にOTC医薬品を試してみて，使用感などもつかんでおくと，患者・使用者への説明のヒントにもなります。

3.4 服薬状況の確認と問題解決のための検討

1. 服薬状況が良くない結果としての残薬

服薬中の患者・使用者に確認すべき項目のひとつに，残薬の有無の確認があります。近年は医療費のムダ使いという観点で論じられることも多いのですが，薬学的に最も考えるべきは，薬物治療が当初の目標どおり適切に行われていないという点でしょう。

服薬状況を確認するうえで注意したいのは，また，残薬があった場合に考えるべきなのは，飲まなかったことが悪いのではないということです。薬剤師としては，「なぜ飲めなかったのか」という点に注目し，原因を患者・使用者とともに考える必要があります。

2. なぜ飲めないかを確認する

「薬が飲めない」理由は患者・使用者ごとにさまざまであり，薬剤師は患者・使用者に確認しなければいけません。その際のチェック項目の例を表7に示します。剤形による服用困難，服用タイミングと生活スタイルのズレなど理由は多岐にわたり，その解決方法も多様です。「ちゃんと飲んでください」というだけで，薬剤師が患者・使用者に対する薬物治療の責任を果たしたと考えることはできません。

患者・使用者が寝たきりで服薬しづらい，散剤やカプセル剤が苦手な場合など，剤形の変更により服薬できそうなケースでは，処方医に状況を伝え変更を提案することも可能です。

服薬タイミングと生活スタイルのズレが原因となっていそうな場合は，24時間時計に大まかに生活スタイルを記入してもらい，服薬のタイミ

表7 医薬品が服用・使用できていない患者へのチェック項目例

製剤的な理由	残薬がある期間
・粒が苦手 ・粉が苦手 ・味が苦手	・数回だけ ・連続して ・憶えていない
生活パターン	薬物治療の理解度
・食事が取れない ・昼夜逆転の生活 ・服薬を忘れる	・低い ・中程度 ・高い
残薬のパターン	治療への影響の想定
・特定の服薬時点（昼食後など）だけ残っている ・ランダムに残っている ・外用剤など特定の製剤が残っている	・低い ・中程度 ・高い
残薬の数	合併症あり：それぞれについて随時評価
・多い ・普通 ・少ない	

ングとあっているかを確認するとわかりやすいでしょう。昼夜逆転のシフト勤務が2日に1回ある，あるいは昼食はとることが少ない，夜は必ずお酒を飲むなど，通常の服薬タイミングでは不都合が生じる生活スタイルもあります。それらを踏まえ，医師に何を提案すべきでしょうか。

　薬剤師の視点は，「なぜ飲めなかったか」を分析し，服薬を妨げる要因を避けたり取り除いて，服用改善に結びつけることが最も重要です。そのためには，患者・使用者の生活背景，人間性，治療への意欲，医師に対する信頼，薬自体への不安など，薬の問題以外にも視点を広げることが重要となります。

3. 飲んでいないことを知らずに処方が変わっている可能性

　残薬がある（飲めていない）という問題を解決する際に注意が必要なのは，医師は患者が薬を飲んでいないことに気づかずに処方している可能性があるという点です。長期にわたり残薬がある（飲めていない）場合には，医師は患者の病状をみて薬効が不足していると誤解し，処方量を増やしたり，より効果の強い薬剤に変更している可能性もあります。

残薬がある（飲めていない）ことがわかったときには，「いつから残薬がある（飲めていない）のか」を確かめ，その当時の処方内容と現在の処方内容に違いがないかも確かめるようにしましょう。もし異なる場合は，現在の処方内容で服薬すべきかを，処方医と相談することも検討すべきです。

4. 飲む必要があるのかという視点

　以上のとおり，残薬の問題を考えるうえで，飲めない要因を見つけその問題を解決することは重要です。さらに，もう一点確認すべきなのは，残薬がある（服薬できない）ために，患者にどのような問題が生じているか，という点です。服薬できていないために疾患の治癒が遅れたりコントロール不良に陥っていないかどうか，患者へのインタビューや検査データなどから確認するようにしましょう。

　このとき，残薬があっても（飲めていなくても）患者に問題が生じていない，という可能性も排除できません。もし何の問題も生じていないようであれば，処方の必要性についての評価や，処方医への提案も必要となります。

5. 薬剤師の一人合点は避ける

　ここまでは，服薬状況を確認し「薬が飲めていない（使用できていない）」場合について考えてきました。一方，「薬が飲めている（使用できている）」場合に，薬剤師は何を確かめるべきでしょうか。

　まず，薬効が十分発揮できているかを確認することが必要です。医薬品を正しく服用・使用していることと，薬物治療の目標が合致していなければいけません。

　例えば，高血圧の薬物治療では，血圧の値が一定値以上に上がりすぎない状態を長く続けることが目標となります。その目標どおりになっているかどうかは，血圧の値を確認することで把握できますし，患者には，血圧が高いときの不快な症状（頭痛など）が起きていないかを確認することでも把握できます。

　ただし，多くの場合，医師が診察時に患者に確認しているはずなので，

薬局で改めてこと細かに確認する必要はありません。「薬を飲み（使い）始めてから調子はどうですか」といった程度の確認でもいいでしょう。ここで重要なのは，「DO処方だから何も問題は起きていない」と勝手に判断しないことです。必ず患者に確認する習慣を身につけましょう。

6. 副作用の確認

　「適正に使用できている」患者に対して確かめることとして，もうひとつあげられるのは副作用の発現の有無があります。投薬初期から激しい症状が起こる副作用は患者も自覚しやすいのですが，長期連用に伴う副作用の発現は，患者が「薬のせい」と思わないことも多いので，薬剤師がしっかり確かめる必要があります。

　患者が服用・使用する医薬品の副作用について，①自覚症状，②頻度，③好発時期，の3点を予め把握しておき，薬歴に記載して，患者に副作用のような症状が起きていないかを適切なタイミングで確認しましょう。臨床検査値の異常が起こるタイプの副作用であれば，患者に検査データを確認させてもらうことでもチェックできます。

7. それは本当に「残薬」か，という視点

　患者の手元に残っている薬が，本当に『残薬』なのか，という視点も必要です。患者の間にも『残薬』に対する感覚・認識の違いがあるように思えます。

　多い例では，災害など「もしものときのため」に持っておく「予備薬」を残薬と考えるかどうか，というケースがあげられます。

　それを残薬と考えるのであれば，手元に置いておきたいという患者の気持ちや，それを勘案した医師の処方は不適切ということにもなりかねません。一方，予備薬は残薬ではないと考える場合も，以下のような点は考えておく必要があります。

　①予備薬はどのくらいが妥当なのか？
　②予備薬を除いて，どのくらい残っていたら残薬とするか？

　また，長期処方が増えるなかで，医師が患者に自己調節で服用することを指示して処方する「頓服的に使用する内用薬」も増えていますが，

その保管期間なども考えて患者に指示しておく必要があります。

　これらさまざまなケースに合わせて，薬局内でもスタッフ間の考えを統一して，患者に対応するようにしましょう。

8. 薬物治療に関連する他サービスの情報

　高齢の患者・使用者の場合，医療サービス以外に介護サービスを受けている可能性もあります。在宅介護・施設介護に関連するサービスは表8に示すとおり多岐にわたります。これらサービスに携わる訪問看護師，ホームヘルパー，介護福祉士などが服薬に密接に関わることが多いので，患者・使用者がどのようなサービスを利用しているか把握し，これら介護スタッフとの協力で，よりよい薬物治療が進められる環境づくりも意識しましょう。

表8　介護保険で提供されるサービスの一覧

介護相談・ケアプラン作成 ・居宅介護支援 **訪問サービス** ・訪問介護（ホームヘルプ）（予防） ・訪問入浴（予防） ・訪問看護（予防） ・訪問リハビリ（予防） ・夜間対応型訪問介護（地域） ・定期巡回・随時対応型訪問介護看護（地域） **通所サービス** ・通所介護（デイサービス）（予防） ・通所リハビリ（予防） ・地域密着型通所介護（地域） ・療養通所介護（地域） ・認知症対応型通所介護（予防，地域） **訪問・通所・宿泊の組み合わせサービス** ・小規模多機能型居宅介護（予防，地域） ・複合型サービス（看護小規模多機能型居宅介護）（地域）	**短期の宿泊** ・短期入所生活介護（ショートステイ）（予防） ・短期入所療養介護（予防） **入所サービス** ・介護老人福祉施設（特別養護老人ホーム） ・介護老人保健施設（老健） ・介護療養型医療施設 ・特定施設入居者生活介護（有料老人ホーム，軽費老人ホームなど）（予防） **地域密着型サービス：地域に密着した小規模な施設など** ・認知症対応型共同生活介護（グループホーム）（予防，地域） ・地域密着型介護老人福祉施設入所者生活介護（地域） ・地域密着型特定施設入居者生活介護（地域） **福祉用具** ・福祉用具貸与（予防） ・特定福祉用具販売（予防）

（予防）：介護予防サービスがあるもの
（地域）：地域密着型サービスがあるもの

さらに，介護保険サービスの利用や介護に関する問題に関して，患者・使用者からの相談や処方箋の応需時に得られた情報などから，必要な場合には，患者・使用者が居住する地域の「地域包括支援センター」へつなげることも薬局として大切な仕事のひとつだと考えられています。このような連携の一つひとつの積み重ねが，その地域の医療消費者にとって有益な地域包括ケアを構築することになります。

9. まとめ

　以上，処方箋を受け付ける際に，あるいはOTC医薬品の相談を受けた際に何を確かめるかについて，①薬物治療を開始するとき，②薬物治療を行っている途中，の各タイミングに分けて考えてきました。

　薬剤師が薬物治療を開始する患者・使用者に対し留意すべきことをまとめると，以下のとおりになります。

- 人は自分が病気になったことを疑い，医師や医薬品に過度の期待をしがちである。
- 薬物治療も含めた疾患の治療の目標を明確にする。
- 患者に病気であることを納得し，薬や医師の行う検査の意味を理解し，自ら治療に向かう姿勢を整えてもらう。
- 患者・使用者ひとりで戦うのではなく，薬剤師が相談役となることを患者・使用者に伝え，責任をもって取り組む。

　上記のとおり，薬物治療の目標を正しく定め，その目標を患者・使用者と薬剤師が共有することができれば，薬物治療の途中で薬剤師が確かめるべきことは，その目標に沿って薬物治療が進んでいるか，何か目標達成を妨げる要素はないか，という点が中心になります。

〔飯島　伴典，堀川　壽代〕

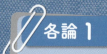

何を確認するか
4. お薬手帳の役割

Point

- ☑ お薬手帳の内容を確認する薬剤師は，そのメリットを感じているはずである
- ☑ 処方箋受付時に薬剤師が確認すべき事項の多くは，お薬手帳に記されている
- ☑ お薬手帳を薬剤師が活用することで，より安全でスムーズな調剤が可能となる
- ☑ 患者がお薬手帳を持つメリットを感じられないのは，薬剤師の責任である
- ☑ 薬剤師がお薬手帳でどれだけ情報を集めることができるかが，患者の理解を得るポイントになる
- ☑ 患者の前で薬剤師が「お薬手帳を必要としていないように見える」行動をとっていないか，もう一度見直すべきである。

4.1 手帳の第一義的なメリットは薬剤師にある

1. お薬手帳の理想と現実

　お薬手帳の起源については諸説ありますが，1993年11月に起きた，抗がん剤投与中の患者が抗ウイルス剤を服用し死亡したいわゆる「ソリブジン事件」をきっかけに，薬局の間で必要性の認識が広がりました。1995年の阪神淡路大震災の際には，のんでいた薬の名前がわからない避難者でも，お薬手帳を持っていたことで同じ薬を処方できたというケースが多数あり，その有効性が世間的にも認知され普及するようになってきました。

　その後，調剤報酬でも評価され，2000年4月には薬剤情報提供料の加算として，2008年の改定では後期高齢者薬剤服用歴管理指導料の算定要件として，後期高齢者へのお薬手帳の交付が義務化されました。

　2011年の東日本大震災では，被災した医療機関が過去の患者の診療情報を失うなかで，お薬手帳を頼りに患者に継続処方できたというケースが相次ぎ，改めてお薬手帳の有用性が評価されました。

　このような背景から，2012年には薬剤服用歴管理指導料の算定には毎回お薬手帳への記載を行うこととなり，実質的に全患者に対するお薬手帳の発行と記載が義務化されたはずでした。ところが，患者やマスコミからお薬手帳の必要性に対する疑問が噴出し，2014年改定には，「必ずしもお薬手帳を必要としない人」への例外規定を新設する方針が示され，「手帳なし」の場合の薬剤服用歴管理指導料も設定されました。

　お薬手帳の有用性を示す根拠がこれほどあり，さらに評価を受けるべきものが，どうして患者から不要と呼ばれるまでに至ったのでしょうか。そこには，お薬手帳の意味を理解せずに，点数稼ぎのために手帳を渡してきた薬剤師が一部にせよ存在してきたことに問題があるといえるのではないでしょうか。

2. お薬手帳を活用できていないのは薬剤師

　多くの薬剤師は，「お薬手帳は患者のために大切なツール」として，

患者に必要性を説明し，持参するように指導してきたと思います。しかし，現実には「患者のために大切なツール」であるべきお薬手帳が，不十分な内容のままやりとりされているようです。

つまり，患者の基本情報（アレルギー歴，副作用歴など）が記載されるべき「頭書き」の頁が空欄のままの手帳を受け取っても，そのまま何も書き加えずに患者に返しているものが数多く存在しているのが現実です。

筆者の所属する市民調剤薬局（以下，当薬局）の実態調査によると，新患患者で他薬局のお薬手帳を持参した237人のうち，お薬手帳の頭書きが空欄であったものは206件にも上りました（2014年8月調べ）。また，患者が手帳を持ってこなかったときに，いまだにシールだけ渡すというケースも数多く存在しています。

このような薬剤師の振る舞いは，"薬剤師自身"がお薬手帳の必要性を認識していないことを患者の前で示している，といえるのではないでしょうか。

3. 母子健康手帳に対する意識との違い（図1）

大阪府が薬局に行った調査によると。来局した患者がお薬手帳に薬剤の情報を記載しているのは54.2％，患者が薬局に持参しているのは39.4％との結果でした。一方，母子健康手帳の既読率，記入率は約95％，

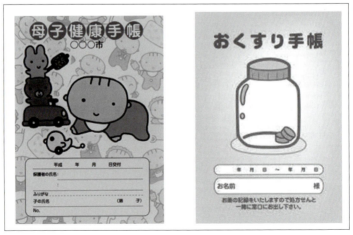

図1　母子健康手帳とお薬手帳に対する意識の差はどこからくるのか

医療機関への持参率は 2/3 との報告があり[1]，単純比較はできませんが，母子健康手帳に比べお薬手帳は低い値が出ています。受診者の意識として，母子健康手帳は持参して医師に見せることが重要だと認識している一方で，お薬手帳を薬剤師に見せる重要性は認識していないといえそうです。

これに対し，前述の調査のとおり，薬局では頭書きの記載がなくてもそのまま，つまり患者の基本情報も見ていないという実態があり，患者から見て「薬剤師が手帳を必要としている」とは思えない行動をしているといえます。

お薬手帳の最終的な利益は患者にあることは変わりませんが，まずは薬剤師が調剤の可否を判断する材料として必要な情報がお薬手帳にはあります。「お薬手帳がないと仕事にならない」というくらいの意識に，薬剤師が切り替わることが求められます。

4.2 調剤に先立つ確認手段としてのお薬手帳

1. 先に確認すべきとされた背景と現状

2014 年の調剤報酬改定で，「薬剤服用歴管理指導料」の算定要件として，調剤を始める前に患者に対して必要事項を事前確認することが盛り込まれました（図2）。

処方箋を受け付けると同時に調剤を開始するのが一般的だった薬局の調剤業務は，病院の院内調剤を原型としたものでした。

しかし，調剤業務の環境は時代とともに変化しており，「処方箋に書かれた薬剤を間違いなく患者に渡す」だけではなく，現在はより安全な調剤のために薬学的観点から薬剤師が判断すべき事柄が増えており，それが薬剤服用歴管理指導料の算定要件につながっているといえます。ところが現実には，慣れた業務スタイルの変化を嫌う気持ちや，患者の待ち時間が増え苦情が出るのはいや，などの理由から，事前の確認作業が広がっているようにはみえません。

この事前確認に，実は薬剤師が活用できていないお薬手帳が効果的であることをご説明しましょう。

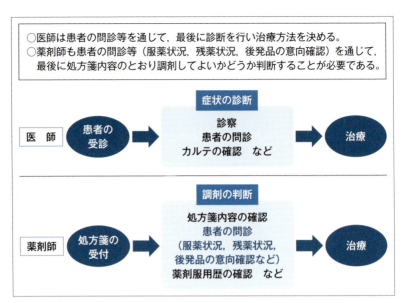

図2 服薬状況などの確認のタイミングの明確化について
(厚生労働省保険局資料を元に作成)

2. 先に確認すべき情報はお薬手帳に書かれている

　図3に示した薬剤服用歴管理指導料で事前確認するよう求められている11項目のうち，①と⑥〜⑪の7項目は，そもそもお薬手帳に記載されるべき情報ですから，お薬手帳を持参した患者からは即時に収集できることをご存じでしょうか。

　残る4項目は変化が大きい情報なので，そのつど患者から聞き取りを行い，調剤業務に入ることになりますが，手帳を持参しない患者には11項目を毎回確認していくことになります。患者にも，お薬手帳がないと毎度の確認事項が増える旨をしっかりと伝えることで，「持参したほうが手間がかからない」という認識が芽生えてきます。

　薬剤師が最も嫌う「手間がかかる」という点も，先確認の導入当初にみられただけであり，先に確認するという行為が薬剤師にも患者にも定着してくると，利点のほうが大きくなってきます。先確認を完全施行した当薬局の10薬局では，表1のようなメリットが生まれ，現在も継続しています。

　お薬手帳を忘れた際に，以前は「今日は持ってきていません」という

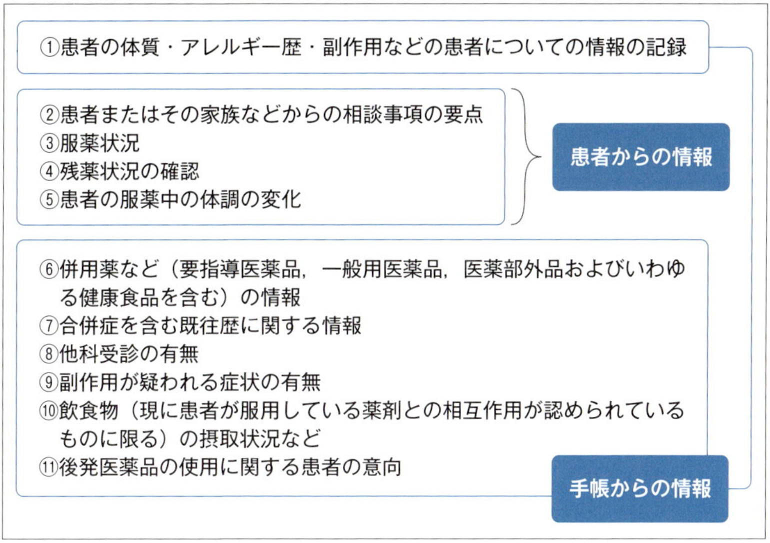

```
┌─────────────────────────────────────────────────────────┐
│ ①患者の体質・アレルギー歴・副作用などの患者についての情報の記録 │
└─────────────────────────────────────────────────────────┘
┌──────────────────────────────────────┐
│ ②患者またはその家族などからの相談事項の要点 │ ┐
│ ③服薬状況                              │ │  患者からの情報
│ ④残薬状況の確認                         │ │
│ ⑤患者の服薬中の体調の変化                │ ┘
└──────────────────────────────────────┘
┌──────────────────────────────────────────────┐
│ ⑥併用薬など（要指導医薬品，一般用医薬品，医薬部外品およびいわゆ │
│   る健康食品を含む）の情報                          │
│ ⑦合併症を含む既往歴に関する情報                      │
│ ⑧他科受診の有無                                   │
│ ⑨副作用が疑われる症状の有無                         │
│ ⑩飲食物（現に患者が服用している薬剤との相互作用が認められている │
│   ものに限る）の摂取状況など                         │
│ ⑪後発医薬品の使用に関する患者の意向                   │   手帳からの情報
└──────────────────────────────────────────────┘
```

図3 薬剤服用歴管理指導料の算定要件で，調剤に先立ち確認することが求められている11項目とお薬手帳の関係

表1 お薬手帳を用いた先確認のメリット

①調剤後の服薬指導時よりも得られる情報が増加した 　　調剤後の服薬指導時では話を手短かに切り上げる傾向にあったと思われる。 ②事前に情報を得ることで残薬の対応が確実にできる 　　残薬対応は調剤後の服薬指導時に行っていた時と比較して2倍以上になった。これも待ち時間との問題と思われる。 ③疑義照会に要する時間が短縮される。 　　服薬指導時に発見された疑義照会は，待ち時間が生じることから患者にとっても敬遠する傾向があった。 ④お薬手帳の持参率が増加する。 　　お薬手帳実持参率が実施前49.3％から79.4％まで増加した（実施10薬局平均） ⑤お薬手帳を忘れた際の患者の言動に変化が生じた 　　お薬手帳の意義が患者にも理解された証しと思われる

だけの患者が多かったものが，最近は「忘れて申し訳ない」と恐縮されるようになりました。これは，すべての薬局でみられる状況です。つまり，お薬手帳が薬局にとって必要なものであると認識され，忘れたことへの「申し訳なさ」のような気持ちが生じるといえるでしょう。すなわち行動変容です。

4.3 おわりに

　このように，お薬手帳は単に調剤した薬の記録ではなく，まずは薬剤師が業務を遂行するにあたって重要なツールであることは明らかです．それを使い切れていない私たち薬剤師の問題をまず認識してほしいと思います．お薬手帳の最終的な利益の享受者は患者ですが，患者が利益を得る第一歩は，薬剤師がそれを有効に使うことであり，薬剤師にとって欠かせないツールだからこそ，患者も手帳が大切なツールだと感じてくれるのです．薬剤師が安全・確実に調剤を行うためのツールとして，お薬手帳の可能性はまだまだ広がるはずです．　　　　　　　（向井　勉）

参考文献
1) 藤本眞一：母子健康手帳の利用状況とSIDS予防キャンペーンの保護者への普及状況についての研究．厚生科学研究費補助金（子ども家庭総合研究事業）「母子健康手帳の評価とさらなる活用に関する研究」（主任研究者：日暮眞）分担報告書，2000．（https://www.niph.go.jp/wadai/mhlw/1999/h1110004.pdf）

各論 2
処方監査，販売可否の判断

Point

- ☑ 薬剤師は OTC 医薬品を販売することの可否を判断する責任がある

- ☑ 薬剤師は OTC 医薬品の使用者が，適正に使用すること，あるいは使用しないこと，場合によっては受診勧奨の責任がある

- ☑ 医薬品販売も処方に基づく調剤も，薬剤師の責任という点では同じである

- ☑ 薬剤師は，患者に医薬品を渡すことの可否を判断する「最後の砦」である

- ☑ 処方内容が患者にとって適切かどうかの判断は，処方箋受付時に薬剤師が行う

- ☑ 処方監査は処方箋の記載内容だけでは判断できない部分があるので，薬歴・お薬手帳と患者インタビューによる患者情報の確認が欠かせない

OTC医薬品の販売可否はどのように判断するか

1. 医薬品販売時の専門家の責任

　例えば，生活者が自ら商品棚から第2，3類の医薬品を持ってきて，「これをください」と言ったとき，薬剤師はどのように対処すべきでしょうか。何も聞かずに，「ありがとうございます，○円です」と言って，医薬品と金銭の交換が完了し，「お大事に」と送り出しますか？　そんなことはありません。必ず，①なぜその薬が必要なのか，②なぜこの薬を選択したのか，③ほかに服用している薬はないか，④アレルギーや副作用の経験はないかなど，必ず生活者（医薬品を服用・使用する人ですので，以下，使用者とします）の医薬品選択に問題がなかったかどうかを確認・アドバイスするために，必要な情報を聞き出しているはずです。その際にどのような内容を確認するかは，各論1-3（68頁）を参照してください。

　セルフメディケーションとは，「自分自身の健康に責任を持ち，軽度な身体の不調は自分で手当てすること」とWHO（世界保健機関）は定義しています。しかし，「自分で手当て」するために使用者自らが選択した医薬品であっても，医薬品の専門家である薬剤師が介助・介入して，医薬品の選択，使用の可否，使用法などが使用者にとって問題がないことを判断する必要があります。それは，広く一般に販売されている医薬品が，特定の使用者に対し，その場面において適切であると専門家が保証することを意味します。いわばOTC医薬品使用の「個別最適化」を行っていることになります。この個別最適化は，購入・使用する者の責任で行うことではなく，販売する側の責任で行うことです。薬剤師には使用者が医薬品を適正に使用すること，もしくは使用しないこと，場合によっては受診勧奨の責任があります。

2.「販売しない」という情報の提供もありうる

　一般的に物品やサービスなどの購入に際しては，購入する消費者と販売者の情報格差が明確に存在します。消費者基本法では，その点を踏ま

表 1　消費者基本法第 1 条

（目的）
第 1 条　この法律は，消費者と事業者との間の情報の質及び量並びに交渉力等の格差にかんがみ，消費者の利益の擁護及び増進に関し，消費者の権利の尊重及びその自立の支援その他の基本理念を定め，国，地方公共団体及び事業者の責務等を明らかにするとともに，その施策の基本となる事項を定めることにより，消費者の利益の擁護及び増進に関する総合的な施策の推進を図り，もって国民の消費生活の安定及び向上を確保することを目的とする。

えて**表 1** のように法の目的を定義しています。一般の商材はもとより，医薬品についてはより情報の格差が大きく，その情報の提供の仕方，あるいは誤った情報提供により身体生命に重大な結果を及ぼす可能性が高いものですので，その販売にあたっては，より一層，正確で倫理的な情報提供が不可欠です。

　何より医薬品を購入する使用者は，他の商材を購入する者と違って一般的には精神的，肉体的に弱者であり，その対応にはより注意が払われるべきです。さらに，状況によっては販売しない場合もあります。使用者の状況が，セルフメディケーションの範疇を超えていると薬剤師が判断した場合は，使用者に医薬品購入を中止させ，医療機関への受診勧奨をすることや，感染症の疑いがある場合などには，保健所などの行政機関との連携も必要な事態もあるでしょう。

　このように，医薬品販売においては，商品（医薬品）購入の前に，必ず情報収集し，専門家の助言のもとに販売するよう，あるいは販売しないよう，法律でも求められています。さらに，「こっちを売ったほうが儲かるから」とか，「こっちのほうが在庫が多いから」などといった医薬品の選択は，仮に薬学的な判断から適正であったとしても，販売する薬局の側の都合ですから，そのような販売は厳にあってはならないことはいうまでもありません。

2　医薬品販売と調剤による医薬品の供給に違いはあるのか？

1. 医薬品の販売と調剤した医薬品の交付に差はない

　そこで，処方箋に基づく調剤後の医薬品の交付と，OTC 医薬品の販

売に違いがあるか考えてみましょう。

　処方箋による調剤は，患者による医薬品の選択はあり得ず，処方医が決定した医薬品が交付されます。通常，医師は問診によって患者と会話を交わし，その他診察・検査を行って必要な医薬品を処方しているので，医薬品交付時に，前述したOTC医薬品の購入時のような，交付する医薬品の妥当性の確認を薬剤師が行う必要はない，と考える人がいるかもしれません。

　しかし，処方箋の内容が絶対に間違いないこと，薬剤師法の言葉でいえば「疑義がないこと」を，患者からの情報などによって再確認した後でなければ，その後の調製行為に移れません。薬剤師が適切でないと判断すれば医薬品を交付できないのは，OTC医薬品の場合とまったく同じです。

2. 処方箋だけでは疑義の確認ができない可能性も考える

　では，どのようにして間違いがないことを確認するのでしょうか。
　処方箋の記載内容を確認する相手は，①患者自身（あるいは患者自身の情報）か，②それ以外の情報か，に大きく分けられます（**表2**）。投与量や用法違いなど，処方箋の記載内容が薬機法上の承認内容と異なっていた場合は，患者との情報交換や情報の確認がなくとも，薬剤師から医師へ「疑義照会」し，確認した後でなければ調剤してはならないことは，薬剤師法第24条にも明確です。これらは確かめる相手が「患者以外の情報」ということになります。

　一方で，医師と患者の診察中の会話によって，医薬品の変更，用量・用法の変更，医薬品の追加や変更などが医師から告げられたのに，その内容が処方箋に反映されていない場合がままあります。その場合，患者

表2　処方箋の記載内容を確認する相手

1. 患者
2. 患者に関する情報
    ・薬歴
    ・お薬手帳
3. 患者以外の情報
    ・医薬品の薬機法上の承認事項
    ・医療保険や各種制度上のルール

に確認しなければ，処方内容に「疑義」があるかの確認は困難です。処方内容には疑義がないが，処方そのものが間違っているような事例では，患者に確認しなければ，そもそも「疑義」が発生しないわけです。当然，「疑義」がなければ，「疑義照会」も行われず，そのまま調製し，医薬品が患者に交付されてしまうことになります。

特にオーダリングシステムが導入された医療機関では，前回と同じ処方の入力がワンクリックでできてしまうことが多く，見かけ上の問題はなくとも，診療の結果と処方内容が異なる処方箋の発行を誘発しやすくなっていることも見逃せません。

3 最後の砦

OTC医薬品であっても，処方箋により交付される医薬品（以下，医療用医薬品）であっても，最終的に服用・使用するのは使用者・患者です。医薬品を入手する手段の違いはあっても，医薬品を求める使用者の意向や，患者が持参する処方箋の内容を薬剤師の視点で確認する作業が必要なことも，前述のとおりです。そのプロセスを経たのちに，現物の医薬品を使用者・患者に交付するのは，薬剤師にほかならないという点でもまったく同じです。

OTC医薬品にせよ医療用医薬品にせよ，薬剤師が確認したうえでなければ使用者・患者の手に医薬品が渡されない仕組みになっているのは，なぜでしょうか。

仮に，処方箋に記載された内容に誤りがあっても，それを患者が持っているだけでは健康上の不利益は発生しません。しかし，誤った処方内容に基づいて，実際の医薬品を調製し患者に交付してしまうと，それを服用・使用した患者が重大な健康上の不利益を被る可能性が生まれます。

では，そのような重大な結果を未然に防ぐのは誰なのか。それは紙に書かれた情報を現物の医薬品に変更する薬剤師に他なりません。いわば，薬剤師が「最後の砦」なのです。

OTC医薬品の場合も同様です。使用者が求める医薬品が，どれだけ使用者にとって不適切であっても，使用者が「これがほしい」と思うだけでは，健康上の不利益は生じません。しかし，不適切な医薬品を薬剤

師が販売してしまえば，それを服用・使用する使用者に健康上の不利益が生じる可能性が出てくるのです。

4 確認はいつ行うのか？

1. 薬を渡す段階で患者情報を確認するのは，そもそもおかしい

　　OTC医薬品販売時には，現物である医薬品の購入の前に，使用者と薬剤師の間で情報の交換が行われます。冒頭のやりとりでいえば，「お大事に」と言ってから「ところで，その薬を何に使うんですか？」とか，「そうそう，アレルギーなどありませんか？」などと聞くことはありえません。必ず，医薬品販売の前に情報交換して確認します。

　　ところが，医療用医薬品を交付する場面では様子が異なります。薬を調製した後，薬袋に入れて現物を交付する直前に，「服薬指導」と称して薬剤師と患者が情報交換し，確認している実態がまだまだ多くみられるようです。

　　前述の薬剤師法第24条には，「処方箋中に疑わしい点があるときは，処方医に確かめて，その疑わしい点を確かめた後でなければ，調剤してはならない」と規定しています（表3）。調製行為が終わって，つまり処方箋（指示）を医薬品（現物）に替えてしまった後で「情報収集」するのでは，疑義を確かめることなしに調剤を行ってしまったことになり，明確な薬剤師法違反です。

　　処方箋中の疑義は，処方箋の記載内容だけでなく，患者からの情報収集（患者インタビュー）をはじめ，自薬局の調剤履歴（薬剤服用歴管理記録）や，他の医療機関の投薬内容および他薬局での調剤内容（お薬手帳）を含めて，すべての疑義の有無を確認しなければならないはずです（後述）。

表3　薬剤師法24条

（処方せん中の疑義） 第24条　薬剤師は，処方せん中に疑わしい点があるときは，その処方せんを交付した医師，歯科医師又は獣医師に問い合わせて，その疑わしい点を確かめた後でなければ，これによつて調剤してはならない。

極端な話をすれば，処方内容が正しく記載された別人の処方箋を持ってきた患者に初めて調剤するような場合，処方箋の記載事項のみ監査しても，絶対に疑義が確認できません。

ですから，いつ確認業務を行うのかといえば，それは薬剤師が患者から処方箋を受け取るタイミング以外にありえないでしょう。

2. おかしなことがあたりまえになっている

処方箋を監査し，調剤の可否を判断するために必要な情報は，①処方箋，②薬歴とお薬手帳，③患者からの聞き取り内容の3つがあり，このうちのどれか1つでも欠けていれば，疑義がないことを確認して調剤行為に移れないはずです。

したがって，患者から情報を聞き取るインタビューは，医薬品を患者に交付する「服薬指導」の段階で行うことではなく，患者から処方箋を受け取る際に「患者情報の収集」として行うことだと，考え方を改める必要があります。このことは同時に，処方箋を薬剤師が受け取ることを意味します。

事務職員が処方箋を受け取って調剤室に送る場合，処方箋と薬歴とお薬手帳は揃えることができるでしょうが，患者情報の収集はいつ行うのでしょうか。事務職員によるレセプトコンピュータへの入力作業も始まり，薬剤師が処方を（広義の意味で）監査して，疑義がないことを確認しないまま，事実上調剤が進行してしまいます。このように，同じ医薬品の供給という行為でありながら，OTC医薬品の販売時にはあり得ないことが，調剤の現場では起こっているのです。

5 誰が処方箋を受け取るのか？

繰り返しになりますが，処方箋の受付・受け取りは絶対に薬剤師であるべきです。なぜなら，患者と情報交換をし，処方箋の記載内容を精査し，薬歴で自薬局の履歴を確認し，お薬手帳の情報も確認する，この作業を全部行ってはじめて，処方に関する疑義の確認作業，つまり「処方監査」が終了したことになるからです。

処方箋の記載内容が，薬機法や保険のルールに合致しているかを確かめる「処方箋監査」だけでは，その患者に適切な処方かどうかを確かめることができないことは，前述のとおりです。

　処方箋の受け取りは誰でもできますが，処方箋を受け付けた時点から一連の調剤が始まりますから，処方箋の受付は，絶対に薬剤師以外にはできないと考えるべきでしょう。

　処方箋の受付とは，「処方箋受付」と書かれた箱に患者が入れた処方箋を取り出すことではなく，一連の調剤のスタートです。最初が間違っていればその後の結果は明白です。

6　何を確認するのが監査なのか

　一言でいえば，「疑義」の確認に尽きます。

　では，何が疑義なのでしょうか？　疑義を辞書で調べると，「意味・内容がはっきりしないこと，疑問に思うこと」とあります。患者確認，患者から聞き取った情報，処方箋の記載内容，薬歴，お薬手帳から，処方箋の書き間違いといった「目に見える顕在化した疑義」と，処方箋の記載内容だけでは判断できない「目に見えない潜在化した疑義」の2種類を見つけ出し，確認する必要があります。「目に見えない潜在化した疑義」の内容は多岐にわたり，患者もしくは薬を取りに来た人の確認に始まり，処方箋をはじめ薬歴の内容，お薬手帳の記載事項など，目に見えるものすべてを比較対照することによって浮き出てくるものです。具体的な手順は表4に示します。

　まず，患者もしくは薬を受け取りに来た人間の確認が必要です。そのうえで，当日の診察内容や患者の状況や状態などを吟味し，処方との矛盾や不一致がないかを確認します。次に，処方箋の真贋（偽造処方箋）にはじまり，処方箋の記載内容すべてを吟味し，処方中の矛盾や不一致の有無を確認します。さらに，薬歴，つまり過去の調剤内容と今回の処方内容の比較・吟味し，処方内容中の矛盾や不一致の有無を確認します。最後に，お薬手帳の記載内容と今回の処方内容を比較・吟味し，処方中の矛盾や不一致の有無を確認します。

　以上4つの工程で，目に見える疑義と目に見えない疑義が確認された

表4　疑義の確認内容

1. 本人確認
2. 当日の診察内容
3. 患者の状況
   ・服薬状況
   ・入院の有無
   ・副作用の有無　など
4. 患者の状態
   ・体調
   ・生活環境
   ・臨床検査値　など
5. 処方箋の内容
   ・処方箋の真贋
   ・記載内容すべてに不明な点がないか
   ・記載内容すべてに疑問点がないか
6. 薬歴との突合
   ・過去の処方内容と今回の処方内容を比較し，不明点・疑問点がないか
7. お薬手帳との突合
   ・他医療機関の処方，他薬局の調剤内容と今回の処方内容を比較し，不明点・疑問点がないか

ことになり，疑義がなければ，調製行為に移ることになります．疑義が見つかった場合の対応については，他項に譲ります．

　処方箋の内容を確かめるだけでは，定型的な監査は可能ですが，その患者に適した処方内容であるかの監査はできません．つまり，薬歴やお薬手帳，患者インタビューによる情報を加味して「処方監査」することではじめて，調剤の「個別最適化」が可能となるのです．

〈岩月　進〉

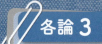

疑義照会，医薬品販売時の受診勧奨

Point

- ☑ 薬剤師の業務は「鑑査」から「監査」にシフトしている
- ☑ 処方監査には薬剤師の主体的な判断が求められる
- ☑ 処方箋を見るだけでは処方監査はできない
- ☑ 処方に疑義があるときは，まず患者に確かめる
- ☑ 疑義照会の根拠は明確にし，処方医だけでなく，患者，保険者にも説明できるようにする
- ☑ 疑義照会の結果，なお疑問が残る場合は，患者の安全性を考慮して対応する
- ☑ 疑義照会の内容は，結果に関わらず必ず記録し，今後に活かせるようにする

1 監査の結果としての疑義

1. 監査の意味と意義を見直そう

　2015年4月からスタートした6年制薬学の改訂モデルコアカリキュラムにおいて、これまで薬局現場で混在して使用されていた「鑑査」と「監査」が、「監査」に統一されています。

　鑑査の「鑑」には「見る」の意味があり、「医師の処方箋と照らし合わせて調剤内容が正しいかどうかを見る」という、薬剤の調製行為のなかの作業という意味合いが色濃い言葉です。これに対し監査は、処方そのものの内容の適否を監査するという意味合いがあります。すなわち、目の前の患者に対して、処方箋の記載内容が適正であるかどうかをチェック（監査）するのが薬剤師の仕事であると、少なくともコアカリのなかでは見解を示したといえるでしょう。薬剤師として、処方監査の能力が必要であることがオーソライズされたという意味で、非常に画期的な出来事といえます。

　また、今回のコアカリキュラム改訂のなかのもうひとつ大きなエポックメイキングな出来事があります。薬剤師が「主体的に」薬物治療に関わることが明記されたことです。これまでのように「鑑査」では、「医師の指示どおりだからこれでいいのです」でよかったものが、薬剤師が自ら「○○という理由なので、これでいいのです」という、いわば監査結果の説明責任が生じることを意味しています。

　例えば、錠剤に20mgの規格があるのに、40mgの錠剤の半割を求めてくる処方や、適応外の処方について、その妥当性を問われた場合に、「医師の指示どおりだから」という理由で済ませていた薬剤師には、発想の転換が求められているのです。

2. 監査と疑義照会は薬剤師職能の根幹

　監査（auditまたはauditing）というのは、「会計監査」や「品質保証監査」という言葉にみられるように、「ある対象に関し、遵守すべき法令や規程などの規準に照らして、業務や対象物がそれらに則っているか

どうかの証拠を収集し，それらに基づいて何らかの評価を行い，その結果を伝えること」といった意味になるでしょう。

これを薬剤師業務にあてはめると，「処方箋に対し，遵守するべき用法・用量や薬理作用などの基準に照らして，患者情報や添付文書などから医薬品情報を収集し，そのエビデンスに基づいて何らかの評価を行い，評価結果を患者ないし医療関係者に伝達すること」となるでしょうか。つまり，監査の結果として行う疑義照会も，単に電話で医師と会話をするという意味ではなくなってきます。

(1) 用法・用量が添付文書と異なる場合にどう対応するか

例えば，漢方薬の処方において，処方箋に食後投与の記載があった場合に，薬剤師はどのように対処しているでしょうか。これは厚生労働省などの指導でもよく指摘される事項です。

これまでなら医師に「漢方薬が食後の投与になっていますが，これでいいでしょうか」と疑義照会し，医師が「そのままで」と回答すると，薬歴には「医師に照会済み」と記録し，調剤を行うことが多かったのではないでしょうか。

では，医師に疑義照会するに至る根拠はなんでしょうか。前述した監査の定義にならえば，「遵守すべき法令や規程などの規準」が根拠ということになります。それでは，遵守すべき基準とはなんでしょうか。行政が「○○の場合は，疑義照会しなさい」と指導しているから，疑義照会を行うのでしょうか。

それだけではないはずです。そもそも，行政がそのように指導する根拠として，添付文書に記載された適応以外の使用方法であったり，投与禁忌だから「疑義照会しなさい」といっているはずです。医薬品情報や患者の既往歴など過去からの情報を踏まえて，患者への投与の可否を評価したうえでの疑義照会でなくてはいけません。

ですから，行政に「漢方薬の食後投与は疑義照会の対象」と指導されたから機械的に疑義照会をする，というのでは，医師に自らの評価結果を伝えていることにはなりません。行政指導を伝言しているに過ぎないことになります。

一方，このような場合，薬を飲む患者には「漢方薬は食前か食間に飲んだほうがいいのですが，医師に照会したところ，食後でいいというこ

とだったので，今回は食後に飲んでください」とでもいうのでしょうか。その薬剤師の行ったことは，監査といえるでしょうか。

さらに，レセプト請求時に審査支払機関や保険者に対してどのように説明するのでしょうか。摘要欄に「漢方の食後投与，医師に照会済み」と記載して終わっていいのでしょうか。

全国の厚生局には「個別指導で保険薬局に改善を求めた主な例」を毎年ホームページ上で公表し，そのなかで疑義照会すべきと指摘した事項を例示しているところもあります。漢方薬の用法以外にもいくつかあるので，それを見て「なぜ行政はこのような要求をするのか」を，薬学的な視点から整理してみるといいでしょう。

(2) 薬剤師の主体性が求められる

前述のとおり，改訂コアカリキュラムは薬剤師に求められる基本的な資質として，「薬物療法を主体的に計画，実施，評価し，安全で有効な医薬品の使用を推進するために，医薬品を供給し，調剤，服薬指導，処方設計の提案等の薬学的管理を実践する能力を有する」ことを求めています。いうまでもなく，この「主体的」という言葉には，医師の指示や厚生労働省などの指導ではなく，それらも踏まえたうえで自ら計画，実施，評価する能力がなくてはいけないという意味が含まれています。他人の言葉をそのまま根拠にするような職能ではなく，自立した医療者として自ら判断できなくてはいけないのです。

(3) 専門家の判断の結果としての疑義になっているか

先ほどの疑義照会の例に戻ると，なかには「行政指導のとおりに疑義照会して，何がいけないのか？」と感じる人もいるでしょう。では，あなたが患者の立場でその言い分を聞いたらどう思うでしょうか。「やっぱり医師や行政官が薬の専門家で，そこからの指示で薬剤師は動いているのか」と感じるのではないでしょうか。

患者が薬剤師に求めるのは，処方箋に記された薬を飲んで「自分は大丈夫なのか」という疑問への，専門家としての見解であるはずです。なぜ漢方薬は食前か食間に飲むべきなのか，なぜそれを食後に飲んでいいのか，という点を知りたいのではないでしょうか。それに答えるのが専門家の役割です。

プロフェッショナルとして処方監査を行い，必要であれば疑義照会を行って，その結果を患者あるいは保険者にきちんと説明をする必要があります。そのためには，医薬品情報と患者情報を自ら収集し，その結果から処方の妥当性を判断し，説明できることが求められるのです。

2 疑義照会の実際

　処方箋を受け取って，処方日や保険番号などを保険証などから確認をして，番号違いや処方箋と本人が一致していることや，あるいは偽造処

主体的に監査を行うために必要な情報リテラシー

　薬剤師が主体的に監査を行うために必要なのは，薬学の専門知識です。とくに，最新の薬学の知識を得るには，まず文献を読むことです。和文や英文の論文を読めるとともに，書かれた内容を吟味する情報リテラシーが必要となります。

　処方監査や疑義照会を行うには，その根拠となる情報を評価する力が求められます。根拠情報はどのようなデータに基づき結論づけられているのか，その情報は査読つきの論文か，単なる学会発表か，臨床研究であれば，それが症例研究なのか，コホート研究なのか，ランダム化無作為比較試験なのか，研究に用いる患者数は妥当か，など，文献が結論づけている根拠についての評価ができなければいけません。さらには，その研究デザインの限界について意識するなど，文献を批判的に読むことが求められます。

　6年制薬学部では研究が必須となっていますが，薬局現場においてもいろいろな場面で研究と同じ手法を使いこなす能力が必要で，それは現場で非常に有用な手段となります。添付文書やインタビューフォームは，臨床現場で用いる基本情報ですが，こうした文書であっても常に批判的に読む習慣をつけておかなければいけません。これらの情報にも一定の限界があり，例えば，臨床で得られた副作用報告がこれらの文書に反映されるにはタイムラグがありますし，漫然投与するべきではないという記載の背景には，医療経済上の理由もあれば，重篤な副作用を引き起こす場合など根拠はさまざまです。有効性の面でも，プラセボとの差が十分出ていない薬があったり，なかにはセラペプターゼのように，臨床試験の結果十分な効果が確認できず，販売中止の措置を講じた薬もあります。

方箋ではないかなどの基本的な確認は，どこの薬局でも行っているはずです（表1）。この後に，薬歴と照らし合わせながら処方監査を行いますが，ここで疑義が生じた場合にどのように対応すべきでしょうか。

2014年度から薬剤服用歴管理指導料の算定要件が改定され，表2に示す項目は，薬を取りそろえる前に患者などに確認するよう求められています。つまり，これらの情報を調剤に反映させなくてはいけない，これらの情報を元に処方を監査しなければ，「薬を取りそろえる」ことができない，という趣旨だと理解していいでしょう。

1. 処方箋を見るだけの監査や疑義照会は誤り

実際はどうでしょうか。疑義照会を行うときに処方箋だけを見て行ってはいないでしょうか。

行政は，保険薬局に対する個別指導や共同指導を多く行っており，その結果を受けて算定要件の改定が必要と考えたのだろうと思われます。だとすると，現場では表2に示したような患者情報が処方監査に生かされておらず，あえてこのような規定を盛り込んだのでしょう。

表1　処方箋受付時の主な確認事項（保険処方箋の場合）

- 処方日は有効期限内か
- 保険番号は正しく記載されているか
- 処方箋を持ってきたのは患者本人か否か
- 処方箋の様式を満たしているか
- 各種コードは記載されているか
- 処方医の記名押印あるいは署名はあるか

表2　処方箋の受付後，薬剤を取りそろえる前に確認する事項

- 患者の体質・アレルギー・副作用歴などの患者についての情報の記録
- 患者またはその家族などからの相談の要点
- 服薬状況
- 患者の服薬中の体調の変化
- 併用薬などの情報
- 合併症を含む既往歴に関する情報
- 他受診の有無
- 副作用が疑われる情報の有無
- 飲食物の摂取状況など
- 後発医薬品の使用に関する患者の意向

処方箋を事務員が受け取って、薬剤師が患者の前に出てくるのは、調剤した薬を渡すときだけ、という流れの薬局では、処方箋と薬歴だけを見て処方を監査し、疑義があれば疑義照会を行うという手順になっているのではないでしょうか。

しかし、処方箋だけを見て疑義照会をするのは大きな誤りです。

2. 最初に確かめる相手は患者

手順として、処方箋中に疑義があれば、まず最初に患者に確認をすべきです。患者の病状はどうなのか、医師から何か話はなかったのか、患者の希望はどうなのか、などの点を確認し、その情報も加味したうえで疑義照会を行います。

実は、著者の薬局では以前から、最初に処方箋を受け取ってからも、薬剤師が頻繁に患者の前に出てきて話をするようにしています。調剤に影響がある内容の疑問があれば、まず患者に聞くのが普通だと考え、開局当初からそういう習慣で運用していますが、そういう薬局は珍しくはないはずです。

ちなみに、疑義照会に至る情報は、処方箋中の情報と患者由来の情報がおおむね半々程度であることを、以前報告しました[1]。つまり、患者情報を収集しなければ、適正な処方監査は行えず、約半分の見逃しが発生する可能性があります。それくらい患者情報は重要な情報源なのです。

余談ですが、患者情報を正確に収集するためには、「何を聞くか」だけでなく「どう聞くか」の技法を磨いておく必要があると考えています。自験例では、患者に残薬があるかや、薬が飲めているかを尋ねるのは、患者の前に薬を持っていくタイミングのほうが患者の反応が良かったりします。「薬を取りそろえる前に」という算定要件にあまり拘泥しすぎるのもよくないでしょう。

3 疑義を確認したあとの対応

さて、上述のように監査を行って疑義が生じた場合には、疑義照会を行うことになります。疑義照会は薬剤師としては、薬剤師法24条に基

づく義務であり（**表3**），保険薬剤師としては，「保険医療機関及び保険医療養担当規則」（療担規則）23条2項に基づく権利でもあります（**表4**）。この規則は保険薬剤師の規則である「保険薬局及び保険薬剤師療養担当規則」（薬担規則）ではなく，療担規則の規定であることに留意してください。

この，特に医師に対し疑義照会に適切に対応する義務を課した療担規則23条2項は，強力な規定です。医薬分業の意義のひとつである，相互監視の考え方を具現化した条文であり，この条文の運用を保険薬剤師は積極的に行うべきです。

1. 疑義照会は薬剤師の義務であり，保険医は適切に対応する義務がある

例えばインスリン製剤の単位間違いは，薬局に何年か勤務したことのある薬剤師ならば，誰でも見つけた経験があるでしょう。そのまま調剤し患者に交付した場合，低血糖で重篤な事態になりうるような単位間違いも見かけることがあります。

極端な例ですが，こうした場合に薬剤師が疑義照会して，仮にそのまま調剤するよう医師に指示されて，調剤して患者に事故が発生した場合，法的に免責されるのでしょうか。

薬剤師は，なぜその単位でいいのかを納得したうえで調製して患者に渡さなければなりません。薬剤師が，処方されたインスリンの単位に疑義が生じて照会したならば，処方した医師にも，本来は薬剤師を納得さ

表3 薬剤師法24条

（処方せん中の疑義）
第24条　薬剤師は，処方せん中に疑わしい点があるときは，その処方せんを交付した医師，歯科医師又は獣医師に問い合わせて，その疑わしい点を確かめた後でなければ，これによつて調剤してはならない。

表4 保険医療機関及び保険医療養担当規則23条

（処方せんの交付）
第23条　保険医は，処方せんを交付する場合には，様式第二号又はこれに準ずる様式の処方せんに必要な事項を記載しなければならない。
2　保険医は，その交付した処方せんに関し，保険薬剤師から疑義の照会があつた場合には，これに適切に対応しなければならない。

せるだけの説明の義務が生じるはずです。また，その処方した保険医に，療担規則にあるとおり「適切に対応」させることは，保険薬剤師の責務でもあります。「医師に照会済み」と薬歴やレセプトに書くだけで免責されるような話ではないと考えられます。薬剤師自身が医師の説明をもとに，少なくともなぜ自分が納得し，調剤してよいと判断したかの説明責任はあるでしょう。

2. 調剤してよいと判断できない場合もある

　しかし，どのように努力しても，医師の説明に納得がいかないこともあるでしょう。薬剤師法では，表3に示したように，「疑わしい点を確かめた後でなければ，これによって調剤してはならない」とあります。
　この条文は微妙な表現で，疑義を解消してからでないと調剤できないとも解釈できますし，疑義を確かめればよいとも解釈できます。しかし，薬剤師の仕事が監査の色合いを濃くするにつれ，前者の解釈に世の中が重きを置くことは容易に想像がつきます。聞くところによると海外では，疑義が解消しない場合，調剤を拒否する例もあるそうです。わが国においても，薬剤師法21条（表5）の表現に従えば「正当な理由」があれば調剤拒否をすることは，法律論上は十分可能な話になるでしょう。確定した判例がないため，何が正当な理由になるかは明確ではありませんが，少なくともさまざまな選択肢のひとつとして，調剤の留保という方法も現実的な選択枝として持っておいたほうがいいでしょう。

（1）調剤の最終判断者として

　再び極端な例を挙げますが，明らかに糖尿病ではない患者に対して，高単位のインスリン注射剤が処方されていて，疑義照会してもきちんとした説明もなく，ただそのまま調剤せよというような場合に，最終的な手段として調剤を留保すべきでしょうし，またしなくてはなりません。

表5　薬剤師法21条

（調剤の求めに応ずる義務） 第21条　調剤に従事する薬剤師は，調剤の求めがあつた場合には，正当な理由がなければ，これを拒んではならない。

病院の実例では，小児適用が禁忌となっているプロポフォールを小児に注射し，多くの患者が死亡しています。仮にこれが院外処方の対象の医薬品だった場合，いかに疑義照会して医師がそのとおり調剤せよと指示したとしても，薬剤師なら責任を問われてもおかしくありません。

重要なのは，医師の処方が処方箋という「紙」の状態では人が死ぬことはありませんが，これが薬剤師による調剤というプロセスを経て「薬」に変わって人に投与されると，ときには健康障害が発生したり，死亡することすらあるわけです。紙の情報を薬に変えることに伴う責任が薬剤師にはある，という自覚が必要です。

(2) 調剤した後も有効性の経過観察が必要な場合

実際に処方監査をしていると，問題点や疑義があるものの，重篤な副作用が生じる可能性があまり高くないと判断できることも少なくありません。前述した漢方薬の食後処方の例などはその典型でしょう。

薬を投与した際に大きな問題となるのは，副作用などの有害作用が発現することと，もうひとつは期待した効果が得られないことです。

漢方薬の食後投与の例でいえば，問題は有害作用の発現よりも薬の効果が期待できない可能性でしょう。その場合，いったん調剤して次回に，あるいは患者に悪影響が生じる前のタイミングで患者にモニタリングを行うことがポイントとなります。モニタリングは特に難しいものである必要はなく，ふだん調剤現場で行っている薬学的な問診で十分でしょう。

(3) 調剤した後も安全性の経過観察が必要な場合

一方，対応に迷うケースが多いのが，副作用が問題となりそうな場合です。この場合には，患者に可能性のある副作用の前兆をよく説明し，そのような症状が出たらすぐに連絡をするように伝えることがポイントとなります。

説明の際に，「何かあったら医師に相談してください」，「再受診してください」などと伝えるのは必ずしも適切ではありません。緊急性などケースによりますが，基本的には調剤した薬剤師が責任を持って，自分のところに連絡するように伝えるべきです。薬の副作用については，医師より薬剤師が詳しいはずですし，患者が異常を感じた状態が薬によるものか，病状の変化であるかを医師が見分けるのは困難でもあります。

一般的な医師の傾向として，病状の変化に薬を増やして対応してしまいがちです。それぞれの職能を考えれば，呼吸困難など緊急に手当てが必要な事態でない限りは，まずは薬剤師が副作用かどうかを判断し，それを医師や患者に伝えて，次の対応を提案すべきです。また，薬剤師に患者が気軽に相談することにより，重篤な副作用を軽い前兆のうちに発見する機会を増やすこともできるでしょう。

　副作用の出現の可能性について服薬指導を行うのは，なかなか難しいものです。日頃からの患者との信頼関係も必要でしょうし，医師との意見の相違もあるでしょう。判断根拠や回避すべき副作用の内容を，予めきちんと整理しておくことが重要です。

4　医薬品販売時における受診勧奨

　処方内容に疑義がある場合は疑義照会を行いますが，医薬品販売の場合，使用者の訴える内容が医薬品販売にふさわしくないと判断した際には受診勧奨を行います。

　OTC医薬品を販売する際に，使用者からの指名買い，もしくは症状を訴えてきてそれに適した医薬品を販売するというケースがあります。いずれにしても，薬剤師としては，まずその症状がOTC医薬品で対応できるかどうかの判断が必要となります。

1. 自覚症状の確認

　OTC医薬品の適応症については，多くが頭痛，腹痛，吐き気，便秘，など自覚症状を記載しますから，使用者が訴える自覚症状の確認は販売の前提として必要です。その場合，薬剤師としてはそれぞれの作用機序からみて，薬の限界を頭において問診する必要があります。緊張型頭痛などの一時的な痛みであれば，OTC医薬品で対応できますが，痛みの激しい偏頭痛や群発頭痛の場合は，対応できるOTC医薬品はありません。痛みの強さや発生頻度を聞き，その内容に応じて受診勧奨をしなければならないことがあります。

　症状の確認の際に，医師などが用いる「LQQTSFA」という項目が参

考になります（70頁表2参照）。

2. 受診勧奨

　使用者の症状を確認して，OTC医薬品で対応できないと判断される場合は，受診勧奨を行います。薬剤師が，何らかの異状があると感じた場合，本来なら総合医と呼ばれる医師に対して受診勧奨すべきですが，開業医レベルまで診療科の専門化の進むわが国ではこうした対応は難しいのが現状です。

　そのため，使用者の状態を薬剤師がある程度トリアージして，何科を受診するのか，救急性はどの程度か，医療機関の設備はどうなのか，などを判断するケースも出てきます。詳細は他の成書に譲り本項ではこれ以上は触れませんが，近隣医療機関の特徴などを把握することは急にできることではなく，普段からの準備が必要になります。

5　疑義照会結果の記録

1. 法的な記録義務

　疑義照会が終われば，その結果を記録しておかなければいけません。これは疑義照会により処方を変更した場合はもちろん，そうでない場合でも疑義照会をした場合には，その内容を処方箋や調剤録に記載しなければならないことになっています（薬剤師法施行規則第15条および16条，表7）。仮に記載漏れがあった場合には，規則違反として直接的に保険薬剤師の停止などの行政処分が及んでもおかしくありません。それほど重要な内容であることに留意してください。

2. 薬学管理としての記録

　ここでは，疑義照会結果の記録を，薬学管理という視点で考えてみることにします。

　薬学管理のツールとしては，薬歴は「情報を活用」することに重点が

置かれます。疑義照会の情報も医師の単純な一過性のミスではない限り，今後に活かす必要があるでしょう。

　そのための情報管理法として，55頁に紹介したPOCKETS法があります。特に薬歴の表書きまたはそれに相当する部分にPOCKETS法で情報を整理し，そのなかに疑義照会内容も記載しておくと，情報の活用が容易になります。処方内容に疑義が生じた原因が体質や併用薬や疾患が原因であれば，「E：イベント」のところに疑義照会して変更になった内容などを記載しておくと，次回以降に役に立ちます。さらに，疑義照会を通じて得られた患者側の情報，例えば説明した際の反応などを観察しておいて，患者の理解度や性格，薬剤師や医師に対する考え方などもチェックして記録しておくと貴重な情報として役立てることができます。

　また，薬剤師からの疑義照会結果を，医師がカルテに反映させないままのケースが散見されます。しばしば大病院で見られますが，そうなると，同じ疑義照会を何度も繰り返し行うことになります。こういった場合にも，疑義照会内容を例えばレセコンのメモ欄などに残しておくと有効な場合があります。POCKETS法は，毎回確認するための情報を集約させる手法という一面もあり，このような場合にも活用できます。

　本来，記録があるだけで活用されなければ，記録の意味はありません。薬学管理の視点から，疑義照会の結果を記録する意義は，情報をどう活用するかを考えたうえで，どのように記録し，どのように利用するかが

表7　薬剤師法施行規則15条および16条

(処方せんの記入事項)
第15条　法第15条の規定により処方せんに記入しなければならない事項は，調剤済みの旨又は調剤量及び調剤年月日のほか，次のとおりとする。
1　調剤した薬局又は病院若しくは診療所若しくは飼育動物診療施設の名称及び所在地
2　法第23条第2項の規定により医師，歯科医師又は獣医師の同意を得て処方せんに記載された医薬品を変更して調剤した場合には，その変更の内容
3　法第24条の規定により医師，歯科医師又は獣医師に疑わしい点を確かめた場合には，その回答の内容

(調剤録の記入事項)
第16条　法第28条第2項の規定により調剤録に記入しなければならない事項は，次のとおりとする。
1～8　(略)
9　前条第2号及び第3号に掲げる事項

本質です。

3. 処方内容が「赤信号」,「黄色信号」な場合の記録

(1) 赤信号の疑義と黄色信号の疑義

　処方医に疑義照会をし，明確な重複投薬や禁忌症，患者のアレルギー禁忌のように処方薬の変更がかなりの確度で行われる（つまり処方内容が「赤信号」な）場合は，医薬品の中止・変更・減量などによる処方の変更および調剤の変更が行われます。さらに，患者に対しては，疑義内容および処方医からの回答，処方変更があれば変更結果の説明が必要となります。そして，薬剤服用歴には，当該疑義内容，疑義照会の経過，処方医の回答，患者への説明を記録します。

　しかし，現実には明らかな疑義というよりは，処方量のように疑い出せばきりがない（つまり「黄色信号」）ような疑義が多く発生しています。実際，多くの添付文書には「適宜増減」と記載があるものや，体重や腎機能・肝機能から処方量を減量すること記載している場合など，処方量の妥当性に疑問を生じるケースもあるでしょう。このようなケースでは，処方医に疑義照会しても「そのままで」という回答が多いようですが，このような回答をもらったとしても，「疑わしい点を確かめた」ことにはなりません。疑問点を確認するためには，確認するための理由が必要です。ここでは，薬剤師側から医師への積極的な理由の聞き取りが重要となります。

(2) 不幸な出来事を繰り返さないために

　つい最近の出来事ですが，医師の自発的な理由の説明がない，また薬剤師が積極的に理由の開示を要求しなかったため，「そのまま」調剤して，死亡事故に至ったケースがありました。以下に新聞記事から引用します。

　　亡くなったのは，川崎市の患者。14年7月に同病院で脳腫瘍の再発の疑いと診断され，手術のための入院前の8月，けいれん発作を起こして錠剤の抗てんかん薬「ラミクタール」（一般名ラモトリギン）を処方された。その結果，全身の皮膚に障害が起こる中毒性表皮壊死症（TEN）を発症し，投与開始約3週間後に肺出血などを併発して

死亡した。

　ラミクタールの添付文書では，別の薬も飲んでいた今回のようなケースの投与量を「2週目まで25mgを1日おき」（1日あたり12.5mg）と定め，用法・用量を超えた投与は皮膚障害が出やすくなると注意している。しかし，医療関連死の調査モデル事業としてこの件を調べた「日本医療安全調査機構」の報告書によると，担当医は16倍にあたる1日200mgを連日投与。院外薬局から量が正しいのか照会があったが，見直さなかった。

【産経新聞2016年7月24日記事より】

　医師と薬剤師に「権威勾配」が存在することもあり，薬剤師側から処方医に対して「理由の開示」を請求するのは難しい一面があるのも事実です。しかし，疑義の理由が不明であれば，薬剤師法第24条の規定どおり，「調剤」できないことになります。が，しかし理由不明はすべて調剤中止というのは，現に患者を目の前にしていれば，なかなか難しいでしょう。

　そこで，疑義の理由が不明であっても調剤した場合は，疑義への回答「処方変更なし」，「理由は非開示」と薬剤服用歴に明記しておくことが重要です。もちろん，理由非開示であっても，薬剤師の判断により調剤を開始した理由の記載は必要です（例：服用・使用経験あり，○○文献検索により調製，などと記載する）。

　そして，ここからが一番重要なのですが，処方量による効果の強弱や副作用発現の頻度や重篤度について，より一層の注意喚起が必要であり，患者に経過と経緯を説明したうえで，服用（使用）後の状況を確認するために電話などによる介入は必須と心得るべきでしょう。

　前述の事故で調剤を行った薬剤師の責任は追及されていないようですが，事故防止の観点からみると，薬剤師の疑義照会のあり方とその後の継続的な注意喚起に問題を投げかけた事故であったように思えてなりません。

4. 疑義照会後に処方の変更や調製方法の変更があった場合，お薬手帳や薬剤情報提供書に記載すべきこと

　「薬剤服用歴管理指導料」の算定要件には記載の必要性は明記されていませんが，疑義照会の結果，処方の変更や調製方法の変更が行われた場合，疑義の内容と処方医の回答および変更結果については，お薬手帳にも記載すべきと考えられます。他の医療従事者が閲覧することも考慮しましょう。変更後の内容を記載しただけでは元の処方箋が再現できないため，疑義照会によって調剤内容の変更が行われた概要の記録は必要と考えられます。

　薬剤情報提供文書については，お薬手帳とセットであれば記載の必要は高くないと思われますが，他の医療従事者が閲覧することも考慮して，お薬手帳と薬剤情報提供文書の双方またはいずれかに記載すべきでしょう。

(横井　正之，岩月　進)

【参考文献】
1)　横井正之，横井裕子：疑義照会から評価した保険薬局における患者インタビューの情報価値. 医薬品情報学, 18 (1)：35-42, 2006.

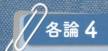

どんな薬を調製するか？

Point

- ☑ 処方内容のうち，有効成分を変更することはできない
- ☑ 不可の指示がなければ，先発医薬品→後発医薬品の変更も可能である
- ☑ 処方オーダリングシステムの制約により，適切な規格の製剤が処方されていない場合もあるので注意する
- ☑ 適切な製剤の選択は，調剤の「個別最適化」の真骨頂である
- ☑ 残薬が確認されたときは，必要性を判断したうえで処方日数や総量の変更を医師に連絡する
- ☑ OTC医薬品も多様な製剤が販売されており，使用者に適切な製剤を選択できるケースもある

1 患者に最適な薬剤を調製する

処方に疑義がないことが確認されたら，いよいよ調製行為に入ります。

保険処方箋の場合，記載される医薬品名は，薬価基準に記載されている名称（商品名）で書かれることが多かったのですが，最近の後発医薬品の使用促進の流れもあって，一般名による記載もみられるようになってきました。

1. 有効成分は変更できない

本来，医師は診察し医薬品が必要と判断したら，その疾病や患者の状態に適した有効成分が何かを考え，処方します。

処方箋に医薬品名を記載する場合，一般的に内服薬の場合は，有効成分（を含有する医薬品の商品名あるいは一般名）＋規格単位＋剤形，1日分量，用法・用量（投与日数を含む）が記載されます（表1）。

表1 処方箋の記載上の注意事項（抜粋）

7「処方」欄について 　投薬すべき医薬品名，分量，用法及び用量を記載し，余白がある場合には，斜線等により余白である旨を表示すること。 (1) 医薬品名は，一般的名称に剤形及び含量を付加した記載（以下「一般名処方」という。）又は薬価基準に記載されている名称による記載とすること。なお，可能な限り一般名処方を考慮することとし，一般名処方の場合には，会社名（屋号）を付加しないこと。 　　なお，薬価基準に記載されている名称を用いる場合，当該医薬品が，薬価基準上，2以上の規格単位がある場合には，当該規格単位を併せて記載すること。 　　また，保険医療機関と保険薬局との間で約束されたいわゆる約束処方による医薬品名の省略，記号等による記載は認められないものであること。 (2) 分量は，内服薬については1日分量，内服用滴剤，注射薬及び外用薬については投与総量，屯服薬については1回分量を記載すること。 (3) 用法及び用量は，1回当たりの服用（使用）量，1日当たり服用（使用）回数及び服用（使用）時点（毎食後，毎食前，就寝時，疼痛時，○○時間毎等），投与日数（回数）並びに服用（使用）に際しての留意事項等を記載すること。特に湿布薬については，1回当たりの使用量及び1日当たりの使用回数，又は投与日数を必ず記載すること。

（「診療報酬請求書等の記載要領等について」等の一部改正について，平成28年3月25日保医発0325第6号）

これらの処方情報のうち，有効成分は薬剤師によって変更できません．しかしこの部分の記載が商品名の場合は，後発医薬品への変更不可の指示がなければ，銘柄の変更が可能になります．その際の銘柄変更（＝銘柄の選択）は薬剤師に委ねられることになりますから，患者の意向も踏まえ薬剤師の責任で選択します．

2. 製剤（一包化調製，粉砕，脱カプセル，剤形変更，計量混合，自家製剤等）と類似剤形への変更

（1）適切な規格の選択

次に，規格単位は，原則的に医師の指示どおりとしますが，医療機関が採用している規格以外は処方できない仕組みのオーダリングシステムなどもあり，たとえば10mg錠の規格が販売されているにもかかわらず，20mg錠0.5錠という処方指示もみられます．既規格の製剤と比較した場合，どんなに正確に半割したとしても，有効成分の含有量や吸湿性の点で，半割は劣化します．このようなケースでは，医師の了解を得て，10mg錠1錠に変更して調製することを検討すべきです．

処方箋には記載されていないものの，医師から患者に対し症状に応じて患者が自ら半割して半量を服用する指示が出ているケースもあります．このような場合は10mg錠で調製し，当初は2錠を，効果を見ながら1錠を服用するよう規格変更した調製も必要でしょう．現状では，GMPなどの規制に則って製造された医薬品を，あまりに安易に薬局内で製剤加工をしてしまう傾向がみられます．また，処方医も院内調剤の感覚で製剤加工指示を処方箋に指示するケースも散見されます．複数規格が存在するのであれば，1回量に合致した規格で調製することが望ましいのはいうまでもありません．

また，薬価が異なるため，患者負担が若干変わることへの配慮が必要であったり，規格が増えることで薬局の在庫リスクは増大しますが，このような取り組みによって患者の服薬上の問題を解決することは，まさに薬剤師による調剤の「個別最適化」の真骨頂ではないでしょうか．

（2）患者の嗜好も確認

そのほか，患者の服薬の実態や生活リズム，または医薬品の嗜好，つ

まりカプセル剤より錠剤のほうが飲みやすい，ドライシロップ剤の味に好みがあるなど，事前の患者からの情報収集に基づいて，規格単位，剤形に関して患者個別に調製を設計することも可能になります．

3. 調剤の「個別最適化」のために

本書では，「調剤とは，薬剤師が専門性を活かして，診断に基づいて指示された薬物療法を患者に対して，個別最適化を行い実施することをいう．また，患者に薬剤を交付した後も，その後の経過の観察や結果の確認を行い，薬物療法の評価と問題を把握し，医師や患者にその内容を伝達することまで含む」ことだと繰り返し記載しています．

したがって，処方された医薬品が，医薬品の味や錠剤の大きさなどから患者の服薬に支障が予想される場合や，錠剤の粉砕指示があっても吸湿性の観点から不可の場合のような製剤上の理由から剤形変更を依頼する場合も含めて，その可否の疑義照会の場合は，あらかじめどのような剤形に変更するのか，もしくは一包化調製を含めたどのような製剤加工を実施するかなど，代案を示したうえで疑義照会することになります．

2 残薬に応じた調製の工夫

本来，投与日数は処方医が予見できる範囲内で投薬するルールになっていますので，基本的には指示された投薬日数や投薬量（外用薬の場合）で調製します．しかし，患者への確認で残薬の存在が判明した場合は，患者に服薬状況を確認したうえで，必要があると薬剤師が判断した場合は処方医に連絡し，投与日数や投与総量の変更が必要になります．このとき，日数を調整しただけでは，患者が薬を飲めていないという問題を解決したことにはならないことに注意しましょう．

3　OTC医薬品の場合

　OTC医薬品でも，患者に応じた剤形の選択が必要です。最近は内服薬でも錠剤，カプセル剤だけでなく，服用時に水のいらないチュアブル錠やフィルム剤など種類が増えてきましたので，最初に確認した生活者（使用者）の服薬環境や嗜好を踏まえ，適切な医薬品を選択することもできるようになってきました。　　　　　　　　　　（岩月　進）

各論 5
何を伝えるか・どう伝えるか
1. 患者指導の目的

Point

- ☑ 服薬指導の目的は「情報を伝えること」から「伝えた情報に基づいて行動を変えてもらうこと」に変わってきている

- ☑ 指導内容は「聞く」だけではほとんど記憶に残らない。患者自らが「言う」,「話す」という能動的な行動をとることで記憶に残るようになる

- ☑ 行動変容にはいくつかのステージがあり,患者が次のステージに移行するための支援の役割を薬剤師が担う

- ☑ 行動変容に求められるのは患者とのコミュニケーション力だが,「傾聴と共感」だけでは足りず,患者に介入するためのスキルが必要となる

- ☑ 患者の行動変容に介入するスキルとして「動機づけ面接」に関心が集まっている

- ☑ 「動機づけ面接」のプロセスは,薬剤師の業務にもなじみやすい

1.1 患者指導の目的は情報伝達から行動変容へ

　かつて医薬分業が普及する以前，薬剤師の職能の多くは薬局においてはOTC医薬品の供給が主であり，病院内調剤所においては院内調剤による医薬品の供給という物質の供給者としての役割が主なものでした。

　医薬分業の普及とともにそれは大きく変わり，薬局においてはOTC医薬品に加えて処方箋調剤による患者や地域住民との直接的接点が増加し，病院薬剤師においては病棟での入院患者に対する服薬管理指導が始まることで，物質の供給者としてだけではなく「人」に対しての価値を求められるようになってきました。つまり服薬指導が大きな意味を持つようになってきたわけですが，それはまだ薬剤師個々が習得した知識や経験をもとに，医薬品に関する付加情報を患者に伝達をすることが一般的な考え方でした。

　さらに環境が変わり，薬歴管理の重要性やチーム医療が進むなか，そのコミュニケーションは一方的な情報の伝達ではなく患者や連携する医療者，介護者などからの情報の収集から始まり薬学的見地からの分析を行い，個々の患者に必要な情報を服薬指導として行うことが必然的に求められるようになってきました。ところが現実的には，薬学教育のなかでも社会に出てからも，その変化に対応した基礎を学ぶ機会も皆無であり，その手法は個人の知識と経験に基づくもので，薬剤師個々の服薬指導方法は再現性のあるものではありませんでした。

　これから地域において，薬局薬剤師にとってはOTC医薬品の供給や処方箋調剤に関わらず住民の健康を見守る役割を担うことが求められ，病院薬剤師にとってはチーム医療の中で，薬剤師は「何を伝えるか」だけではなく，どのように聞き取り，どのように伝えるのかという「伝達力」そのものを改めて身につけることが重要になってきています。薬剤師の服薬指導が理論に基づく技術として導入され，それが患者や地域住民に良いアウトカムを示すことが重要で，それにより果たされるべき大きな目的は，薬剤師が関わることで「患者の行動変容」が起こることである，ということを薬剤師全体が共通認識することがその第一歩でしょう。すなわち，服薬指導を一方的な情報伝達から患者の行動変容を目的とした確かなスキルとして確立し，薬剤師の力で広めていくことが必要

です．患者の視点からも，受動的で記憶に残らない服薬指導を薬剤師から受けるのではなく，自らの行動変容という実感を得ることで薬剤師の職能を認識でき，それが薬剤師の社会的存在価値の認知にもつながると確信します．

1.2 行動変容を目的とした薬剤師の介入とは

1. 行動変容とは

人はいろいろな場面で自分の行動を変えたいと思いながらも，なかなか変えられないことがあります．服薬指導を行っている患者にとっても，生活習慣病や自覚症状のない疾病に罹患した場合，服薬することで健康でありたいと思いながらも，その生活を変えることが困難なために，コンプライアンスの低下をきたしていることは薬剤師の多くが経験していることでしょう．

また，2007年の日本薬剤師会の報告によると，残薬は年額475億円にも上ると推計されていますが，これは，薬剤師の一方的な服薬指導はコンプライアンスの向上には寄与していなかったともいえる結果です．医療技術の評価という観点からいえば，服薬指導など薬剤師の「介入」が，患者の「行動変容」をもたらすことで効果を評価されるべきでしょう．

薬学教育が6年制教育に移行し，医療者としてのコミュニケーション力が必要とされ，教育にも導入されていますが，その実際の多くは「傾聴と共感」にとどまっています．それらは，信頼関係づくりのための基礎でしかなく，その先の介入技術は，一般的には教育の場面でも実際の場面でも普及していません．改めて，薬剤師の取るべき「患者指導」を考え直し，基本的な理論と具体的な技術を学ぶことが重要です．

2. エドガー・デールの法則

米国の教育者であるエドガー・デールが示した「学習の法則」によると，記憶に残る割合と学習方法の相関について，「読む」だけなら記憶に残るのは10％，「聞く」だけなら20％，「見る」だけなら30％，「見

て聞く」と50％，「言うか書く」と70％，「人に教える」と90％が記憶に残る，としています（図1）。

　これを薬剤師による「服薬指導」にあてはめると，従来の服薬指導は患者にとって受動的で「言葉を聞く」という20％しか記憶に残らない手法を取っていることになります。熱意を持って懸命に薬剤師が患者に対して説明し続けて「伝えたつもり」でいても，次来局時にまったく「伝わっていなかった」ということは多くの薬剤師が経験していることと思います。記憶に残らない，すなわち認知していない状態では，行動変容が起こることは困難であるのは明らかです。

　では，患者が「聞く」以外に，薬剤師の服薬指導にはどのような方法があるのでしょうか。服薬指導の場面を想定すると，患者に自ら「言う」，「話す」という能動的行動をとってもらうことは可能ではないでしょうか。それにより，伝えたい内容が記憶に残る可能性が高くなることが期待できます。つまり，これまでの一方的な伝達から，「患者に話をしてもらうための技術」を導入することで，より効果の高い指導が可能になるといえそうです。

経験の円錐		
2週間後に覚えている割合		かかわり方
言って，やったことの90％	実際に体験する	能動的
	実体験をまねてやってみる	
	体験を劇化してやってみる	
言ったことの70％	そのことについて話をする	
	討論に参加する	
聞いて，見たことの50％	実際の現場を見学する	受動的
	実演を見る	
	展示を見る	
	テレビ・映画を見る	
見たことの30％	写真を見る	
聞いたことの20％	言葉を聞く	
読んだことの10％	読む	

図1　経験の円錐

1.3 行動変容ステージモデルとは

　薬剤師が患者・使用者に指導するのは「覚えてもらう」ことが目的ではありません．覚えたことに基づき，確実に服薬という行動に移してもらうことにあります．

　しかし，服薬を確実に実行してもらうのは容易ではありません．患者・生活者にはさまざまな気持ちがあり，服薬という行動を妨げていることがあります．そのような妨げる要因を取り除き，行動を変えてもらうことも，薬剤師による指導の重要な役目です．

　では，指導の目的である行動変容を起こすには，人はどのような過程を経ていくのかを考えてみましょう．厚生労働省のホームページに掲載された「行動変容ステージモデル」を元に，人の行動変容を説明しましょう．

　人の行動は図2のような「○○期」というステージを経て変容するとされています．それぞれの段階への移行を進めるために，医療者である薬剤師が介入するべき時期を①～⑥で示しました．

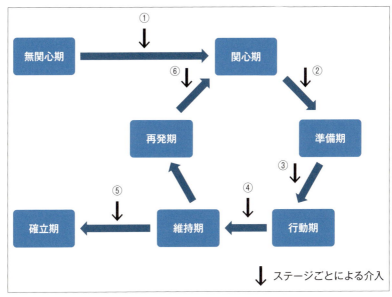

図2　行動変容ステージモデルと介入のタイミング

まず私たちに必要なのは、行動変容には図に示したようなステージがあることを理解することです。そのうえで、患者がどのステージにいるのかを見極めることが重要となります。薬剤師の介入により、無理なく次のステージに移行させていくことで、行動変容の定着（確立期）まで結びつけることが指導の目的となります。

まず、各ステージでの薬剤師の基本的な対応を以下に示します。

① 最も長い「無関心期」から「関心期」に移行するには、利点とリスクなどの情報提供を目的としたアプローチが必要です。あくまでも自発的な意識の変化が必要なので、患者に対し「こうしなければダメ」といった評価的な対応などは行いません。

② 「関心期」から「準備期」への移行は、患者が行動すべきか現状のままでいるか迷っている「両価性（ambivalent）な状態」にあることを理解し、行動への動機づけが行われるように自信を持たせたり、行動の際の障害を排除したりすることが薬剤師の指導の目的になります。

③ 「準備期」から「行動期」に移行するためには、患者が具体的な行動計画を立てるための支援を行うことが薬剤師の目的になります。計画を自分で立てることで、本人の意識が固まります。

④ 「行動期」から「維持期」に移行するためには、行動がうまくいっていることを評価してあげるなど、「行動の強化」につながる支援が薬剤師の目的になります。

⑤ 「維持期」が持続されることが一番の課題で、行動が続かず「再発期」に移行してしまわないための継続的支援を行います。

⑥ 「再発期」から再度「関心期」に患者が移行するためには、行動への関心が再び起きたタイミングで、その意識の変化を認め支えることが重要になります。

もちろん、①〜⑥の各段階すべてで介入する必要はありません。患者自身の力で行動変容が起きればいいわけです。もし次の段階に進んでいないようであれば、そのときに薬剤師として何をすべきなのかを判断し介入していくことになります。

1.4 行動変容のための動機づけ面接（Motivational Interviewing）とは

　行動変容のステージモデルで，各ステージを移行する際のキーワードとして，動機づけという言葉があります。行動が変わる動機づけとは，いったいどのようにして起こるのでしょうか。その参考として，近年評価されている「動機づけ面接」の概略を紹介しましょう。

　動機づけ面接（MI）、はミラーとロルニックという米英の臨床心理学教授により開発されたカウンセリングアプローチ技法です。相談者の中にある，変わりたいけど変われないという矛盾する状態（両価性）に着目し，その両価性を解消する動機づけを本人自らの言葉で呼び起こしてもらうことにより，行動変容へとつなげる手法です。

　本書で動機づけ面接のすべてを述べることはできませんが，概略を紹介するとともに，行動変容のステージと対比しながらその意義を説明します。

1. MIスピリッツ

　MIを行ううえでの大原則の考え方として，「MIスピリッツ」というものがあります。一般的に，専門職は指導的になったり，自分が正しいと思うほうへ誘導したくなる傾向があります。これに対し，MIでは相談者中心の面接法であるという考えから，表1の4つを「MIスピリッツ」と呼んで重視しています。

2. 人の持つ性質

　MIでは，以下に示すような人の一般的性質を利用することにより，行動変容に結びつけていきます。

表1　MIスピリッツ

①協同（Partnership）：相談者と協力して問題解決にあたる
②受容（Acceptance）：相談者の自律性と価値観を尊重する
③思いやり（Compassion）：相談者の福祉向上を第一優先とする
④喚起（Evocation）：相談者の本来持っている内的な動機を引き出す

①両価性（ambivalence）：「変わりたい」と「変わりたくない」という矛盾する状態が存在する状態。「変わりたい」気持ちを示す言葉をチェンジトーク（Change Talk），「変わりたくない」気持ちを示す言葉を維持トーク（Sustain Talk）という
②正したい反射（Righting reflex）：人は相手が間違ったことをいうと反射的に正したくなる。矛盾する相手の言葉をそのまま返していくと，相手は自分の矛盾を正したくなる
③宣言による自己動機づけ：人は変わることを意識する自分の言葉によって変化へ動機づけられる
④心理的防衛：人は行動の選択を制限されるような強い説得を受けると，その説得に対し反論する。その反論によって，説得とは反対の方向に動機づけられていく。

3. MIの原理

　MIは前述のとおり人の性質を捉えながら，支援者が誘導するのではなく相談者自らの言葉を引き出すことにより，両価性のバランスを必要な方向へ傾けていくというのが原理になります。図3のような両価性状態にある場合，「変わることでのメリット」と「現状維持でのデメリット」を認識したときに，変わる方向にバランスが傾きます。つまり，

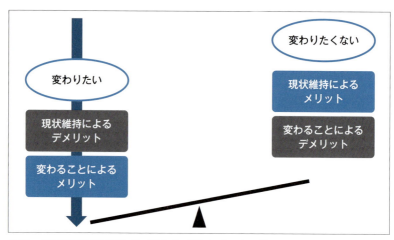

図3　行動変容は両価性のバランスが変わることで起こる

支援者の役割はチェンジトークを見つけて強化し，一方で維持トークについては消去していくことにより，相談者自身の動機づけを形成していくことになります。

4. MI のプロセス

MI は，4 つのプロセスからなります（**表 2**，**図 4**）。

両価性というのは，薬局で日常的に目にするものです。コンプライアンスの良好でない患者は，服薬の必要性は理解していても，それが行動

表 2　MI の各プロセスで薬剤師に求められること

①関わる（Engaging）：相談者との関係を作り，相手の拒否的な態度に対応する
②フォーカス（Focusing）：行動変容についての目標を絞る
③引き出す（Evoking）：相談者自身から出るチェンジトークを強化し，維持トークを消去する
④計画する（Planning）：変わるための計画を具体化する

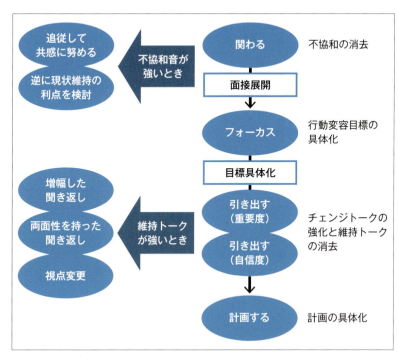

図 4　MI のプロセス

に結びつかないという両価性の状態にあるといえるでしょう。

また、動機づけ面接の手法は、薬剤師に適したものだといえます。例えば、前章までに述べてきたように、対人業務には患者からの情報の収集が必須であり、そのためにはMIと同様に相手の気持ちを聞き出す技術が必要です。さらに、薬剤師は上から指導をするよりも「協働的」に話を進めることが多いものですが、これらはMIでも多く使われている手法であり、相手の気持ちを引き出す「聞き返し（Reflection）」というスキルは、対人業務においても大いに役立つことでしょう。

5. 動機づけ面接をステージ移行に結びつける

行動変容のステージモデルと比較すると、無関心期から関心期、準備期など各ステージに移行するためには、患者の動機づけが欠かせません。そのために薬剤師として必要な関わりの多くは、MIの理論が役立つことでしょう。その際の動機づけ面接の具体的手法の紹介は本項の目的ではないので、全国各地で行われているワークショップに参加してみることをお勧めします。

1.5 おわりに

薬剤師の患者指導のあり方は、時代や社会環境の中で変化するべきものです。また、指導が医療技術のひとつであることを考えれば、原則として再現性のある手法を身につけていく必要があることをご理解いただきたいと思います。ここまで述べてきた動機づけ面接などの手法が、再現性の担保につながるものと思います。

次項以降では、伝えるべき情報の取り扱いを、実践を踏まえて紹介していきます。

（向井　勉）

【参考文献】
1) Rosengren DB：動機づけ面接を身につける，星和書店，2013年
2) Rollnick R, Miller SW：動機づけ面接法 基礎実践編，星和書店，2012年
3) 厚生労働省：eヘルスネット．
   （http://www.e-healthnet.mhlw.go.jp/information/exercise/s-07-001.html）

何を伝えるか・どう伝えるか
2. 調剤した医薬品の説明

Point

- ☑ 患者に伝える医薬品情報は「医薬品固有の情報」と「患者に個別最適化された情報」に分けて考える

- ☑ 医薬品固有の情報は医療安全の視点から伝えるべき情報が主となる

- ☑ 患者に個別最適化された情報は，服薬の動機づけにつながるよう工夫して伝える

- ☑ 副作用情報は，発現時期も考慮して伝える

- ☑ 効能効果の説明は，患者がその薬をどのような目的でのむ薬だと理解しているかに基づいて行う

- ☑ 服薬上の注意点が患者の生活習慣や嗜好と相反する場合は，患者の動機づけを促す

- ☑ 患者への情報提供は，薬剤師が患者ごとに視点を変えて「個別最適化」することが重要

2.1 患者に伝える情報の性質

薬剤師法第25条の2（情報の提供および指導）には「薬剤師は調剤した薬剤の適正な使用のため，販売または授与の目的で調剤したときは，患者又は現にその看護に当たっているものに対し，必要な情報を提供し，及び必要な薬学的知見に基づく指導を行わなければならない」と記載されています。

この条文には「必要な薬学的知見に基づく指導」と表現されていますが，何をどのように説明したらよいかは明確に記されていません。ここでは，「医薬品固有の情報」と「個別最適化された情報」の2つの性質に焦点を当てながら「何を伝え・どう伝えるか」をまとめます。

1. 医薬品固有の情報の説明

患者が服用する医薬品がどのようなものであり，どのように取り扱うべきか，という情報が「医薬品固有の情報」にあたります。具体的には医療安全の面から薬剤を使用する患者自身が知っておかなければならないことを伝えることになります。添付文書にある「一般的注意事項」を伝える際には，患者自身が知っておくべきことを薬剤師の視点で判断してから患者に説明することで，すんなり伝わることも多いでしょう。添付文書の「保管上の注意」，「使用上の注意」などは，口頭で説明するほか，薬袋などに文字で表示することで十分でしょう。

2. 個別最適化した情報の説明

同じ医薬品であっても，使用する患者の状態はさまざまですから，その患者に合わせた「個別最適化した情報の説明」を行うことが必要になります。まずは薬剤師が伝えようとしていることを患者自身が理解・納得できることが必要です。さらに，その情報を元に自分自身が薬物治療を行うという動機づけが行われなければ，アドヒアランス，ひいてはコンプライアンスの低下を招き，本来望まれている治療効果を得ることはできないことになります。

2.2 何をどう伝えるか

2014年に改定された調剤報酬「薬剤服用歴管理指導料」の算定要件を参考にすると，薬剤師は患者ごとに作成された薬剤服用歴に基づき，投薬に係る薬剤の名称，用法，用量，効能，効果，副作用および相互作用に関する情報を文書で患者に提供する必要があります（**表 1**）。それぞれを例にとり説明します。

1. 薬剤の名称の説明

薬剤の名称は"薬剤師にとっては"なじみが深いものです。服薬指導の場面でも，たとえば「このバイアスピリンというお薬は，血液をサラサラにして血栓ができて血管が塞がるのを予防するお薬です」などと説明します。しかし，患者側は"バイアスピリン"という薬品名は頭に入らず，"血液をサラサラにする薬"が自分に出ているのだなと理解するものです。つまり，薬剤師からすると「バイアスピリン→血栓予防薬」ですが，患者からすると「血液をサラサラにする薬→バイアスピリン」という見方になっているというギャップを理解しておく必要があります。

また，慢性疾患でいつも使っているはずのお薬であっても「メバロチン」を「メバチロン」，「メチコバール」を「メチルコバ」などと誤って覚えている患者も多く存在します。このように，薬剤の名称は単なるカタカナ文字の羅列であることから，患者自身にとって覚えにくいものだと思っておいたほうがいいでしょう。

実際に，併用薬を確認しようとしたところ，おくすり手帳や薬剤情報提供文書を患者が持っておらず，患者自身に聞いても薬の名前を覚えていなかったために，併用薬の確認ができず対応に苦慮した，という経験をお持ちの薬剤師も多いのではないでしょうか。薬剤の名称は，患者は

表 1 薬剤情報提供文書の記載内容

- 投薬する薬剤の名称
- 用法用量
- 効能効果
- 副作用および相互作用に関する主な情報

気に留めないにも関わらず，医療安全の確保のためには重要な位置を占めているというギャップがあるといえます。

そのため，薬剤の名称は口頭で説明するよりも，文書として形に残るようにして患者に伝える必要があり，薬剤情報提供文書やお薬手帳を有効に活用することが期待されます。

2. 用法・用量の説明

患者が薬剤を使用するためには，「1日何回，いつ，1回にどれだけの数量を，どの経路で（部位に），どのような方法で」使用するのか理解してもらう必要があります。

(1) 薬剤の使用方法

使用方法は，薬袋あるいは指導箋のように患者の手元に残る資材を用い，患者が使用時に確認できるようにする必要があります。

ただし，文書による情報提供が通用するのは患者が読んで使用方法を正しく理解できる場合に限り，薬剤の使用方法によっては，薬局の店頭で実演したり，患者自身に実践してもらったりする必要があります。これは前述したエドガー・デールの「円錐の法則」にあるとおり，高い記憶保持率が期待できる方法です。患者が覚えにくいものほど記憶保持率が高い学習方法を選択することで，患者の服薬手技をより確実なものとできるよう薬剤師が配慮する必要があります。

また，より確実に患者が服用（使用）できるか確認しておかなければならない薬剤については，投薬時にその場で患者に実践してもらい，服薬手技を修得してもらいつつ，手技の能力の確認を同時に行えるようにする必要があります（表2）。

表2はあくまでも指導方法の例で，指導対象となる患者が成人か小児か，高齢者か，また過去に使用経験があるのかといったような，相手の理解度も加味したうえで，患者の服薬手技修得のための手段を選択するようにしましょう。

(2) 薬剤の投与経路

ときとして，患者は思いもよらない方法で薬を使っていることがあり

表2 手技の難しさによる指導方法の工夫の例

望まれる服薬指導の方法	薬剤の特性
患者自身がデモ機によるトレーニングを行うことが望ましい薬剤	吸入器具,インスリンなどの自己注射薬
薬剤師によるデモンストレーションを患者に見せることが望ましい薬剤	点眼剤,点鼻剤,点耳剤,
指導箋を用いた口頭説明でよいと思われる薬剤	錠剤,カプセル剤,小児用散剤など内服剤,坐剤,貼付剤,軟膏剤など

ます。点眼瓶に似ているラキソベロン液を点眼する,坐剤の「坐」の字を見て座って飲もうとする,などは薬剤師からみれば笑い話でしかないようなことですが,現実に起きています。このような過去の事故事例は,添付文書や薬剤の直接の被包に記載されていることが多いので,患者にも伝えるようにしましょう。普段は必要ないだろうと思われることも,事故が起きてしまってからでは薬剤師としての説明責任の問題となります。このような薬剤固有の情報は,些細なことでもその薬を患者が初めて服用する際にはもれなく伝える必要があります。

(3) 薬剤の使用時期

添付文書の用法用量に記載されている,朝・昼・夕や食(直)前後などの記載は,臨床試験結果を元に決められており,多くはそれなりの意味を持っています。

例えば,超速効型インスリン分泌薬のミチグリニドは食直前の服用ですが,「直前」をどう解釈するかによっては,適切な服用時期にならないことも考えられます。本剤の場合,薬理作用からみて食事開始の5分以内に服用しなければ(つまり服用したら5分以内に食事を始めなければ)低血糖を誘発するおそれがあるため,そのように伝える必要があります。また,イトラコナゾールやイコサペント酸エチルでは,食直後の服薬でないと薬剤の吸収が低下するおそれがあります。

このような食事との関連がある薬剤については,なぜそのタイミングで服用しなければならないのかを説明することで,患者自身も留意点を理解することになります。理由がわからないままお薬を飲んでいるのではなく,お薬の効果が高くなるから,あるいは副作用のリスクを避けるために,といったような薬剤固有の情報によって意味づけを行うことで

患者は動機づけられて，できるだけ用法用量を守って薬剤を使おうとするようになるでしょう。

　しかし，患者によっては個々の事情により用法用量のとおりに服用できない場合もあります。交代勤務のため起床時間が同じではないがどうしたらよいのか？　という質問も店頭でよく受けるものです。このような場合には，医薬品の有効性・安全性に問題がない範囲で服用時期を調節することになりますが，処方箋に記載された服用時期と異なる場合があるため，薬袋や薬剤情報提供文書，お薬手帳などに薬剤師が記載しておく必要があります。

3. 保管管理の説明

　医薬品の品質に影響するため，有害事象防止など医療安全の面からも医薬品固有の情報として患者に確実に伝える必要がある事項です。温度，湿度，光に対する安定性は医薬品によって異なるため，注意を要する薬剤については，患者が実践できる具体的な保管方法を助言する必要があります。また，仕事や旅行など外出時に薬剤を携帯する場合の保管方法についても同様です。

　また，薬が余ればいつか同じ症状が出たときのためにとっておこうと思うのが患者の心理です。しかし，患者が自己判断で服用した薬剤で生じた有害事象には，副作用被害救済基金の給付対象にならないなど，残薬を使用する際には十分な注意が必要です。

　医薬品の保管管理は残薬管理にもつながることから，薬剤師が関わらなければならない重要な分野です。①投薬時に薬袋に保存期限を記載する，②定期的に残薬がどれくらいあるか確認する，などの対応が必要です。

　表3には，保管管理のうえで患者に注意喚起しておくべき内容の例を剤形ごとに示しました。

4. 効能効果の説明

　効能効果の説明は十分に慎重に行う必要があります。なぜなら患者が医師から適応症どおりの説明を受けていない可能性があるからです。医

表3 調剤形態ごとの保管管理の注意点の例

調剤形態	保管管理の注意点
PTP包装の錠剤・カプセル剤	残薬が投薬後どれくらい時間経過しているのか
薬局で調剤した分包品	残薬の保存期間，吸湿対策，遮光保存が徹底されているか
薬局で調剤した軟膏剤	残薬の保存期間
点眼剤	開封後の保存期間，点眼袋による遮光は行っているか

師は患者の訴えや検査結果をもとに，それを改善するためのお薬を出します，という表現を使うことが多くみられます。

そのため，患者からはどのような症状で受診したのかを聞き出しながら，処方されている薬剤がどのような目的で処方されているのか，処方薬の適応からではなく，患者がどのような目的の薬だと理解しているかを元にして効能効果を説明を行う必要があります。

5. 副作用の説明

添付文書を見てもわかるとおり，副作用の数は効能効果の数よりもはるかに多いものです。患者への情報開示という意味では，薬剤情報提供文書にすべての副作用を記載します，という薬局もあるかもしれませんが，副作用のようなマイナスインパクトを与える情報はアドヒアランスに影響を及ぼすことがあるので，何をどう伝えるのか十分に注意する必要があります。

伝える内容は，頻度や好発時期などのリスク因子から，患者の状況に合わせて説明することを考えるべきでしょう。例えば好発時期を例に挙げると，一般的にアレルギー反応であれば服薬直後，薬理作用の過剰発現による副作用であれば服薬期間中，薬剤過敏症は1～2カ月から半年の間，薬物毒性であれば投与量あるいは総投与量が影響して起こりやすくなります。また，併用する薬剤，年齢や性別によってリスクが異なるものもあります。患者の状況から判断して起こりやすいと思われる副作用を，患者が自覚できる症状として伝えることで，患者自身が服薬期間中に特に注意すべき自覚症状について理解することができます。

注意したいのは，単に危険な情報のみを伝えても患者はどうしてよいのかわからず，不安に陥るだけだということです。そこで，副作用に対して患者自身がどのように対処すればよいのかを理解してもらうことが必要です。

　そのひとつは，副作用が起こらないように回避するための手段を伝えることです。例えばケトプロフェン外用剤を使用する場合，貼付期間中から貼付後4週間は貼付部位に紫外線を当てないよう伝えることなどが挙げられます。もうひとつは，副作用が疑われる自覚症状が起きた場合にどうすればよいかを伝えることです。この程度であればそのまま服用を継続して問題ないのか，薬剤をいったん中止して症状が治まるのを待つのか，薬剤を中止してただちに医師に相談するのか，といった対処法も同時に伝えておかなければいけません。

　表4には，医師に相談する際に患者が伝えるべき薬剤の情報を示します。多くはお薬手帳を見せることで十分ですが，被疑薬を医師に伝えたい場合などには，薬剤師がこれらの情報を文書として作成し，患者に持たせることも必要です。

　患者は医薬品の使用によってリスクが発生するかも知れないと知らされた場合，自身がそのリスクを回避あるいは対処できるという自覚がなければ，用法どおりに薬剤の使用を続けることは困難だと薬剤師も認識しておくべきでしょう。

5. 相互作用の説明

　添付文書での相互作用に関する記述は，「併用禁忌」と「併用注意」に分かれています。このうち，併用禁忌については，明らかに重大な健康被害のおそれがあるために，医師に疑義照会を行うか，あるいは患者に対して併用している薬剤や食品・嗜好品を止めるように指導を行う以外に方法はありません。例えば，ワーファリンを服用開始する患者に対し

表4　患者が医師に副作用を相談する際に伝えるべき情報

1. 現在，どのような薬をのんで（使用して）いるか
2. いつからのんで（使用して）いるか
3. 症状はどのようなものか
4. 症状はいつ頃から起きているか

て，納豆，クロレラ，青汁などビタミンKを多く含む食物の摂取が厳禁だと伝えると，納豆が好きな患者は当然ながら非常に残念がりますが，一方で，納豆を食べることで起こりうるリスクも十分に理解できるので，内緒で納豆を食べようとする患者はまず見当たりません。

これに対して併用注意の場合は，併用時に起こりうる危険性を伝えて経過を見ながら使用する場合がよくあります。薬剤同士の併用注意の場合，併用の可否は医療者の判断に委ねられることになりますが，問題は嗜好品との相互作用の場合です。代表的なものとして，グレープフルーツ，たばこ，アルコールなどがあります。

さらに，問題の原因も1つではなく複数あることに注意が必要です。

問題の1つとして，併用注意の場合に限りませんが，どこまでの範囲を注意すべきか明確でないことがあります。

たとえばグレープフルーツの併用注意を伝える際によくある問い合わせが，他の柑橘類の摂取の可否です。添付文書情報のみに基づくと，「他の柑橘類での影響は確認されておらず，現状ではわかりません」という回答になりますが，これでは患者は不安からどの柑橘類も食べられなくなり，不必要に食事制限を強いることになります。添付文書情報だけでなく，学術情報誌，文献などからの情報収集を行い，それが実際の治療にどのような影響を与えるのかを，薬剤師の薬学的知見に基づき指導を行うことが必要です。

ですが，すべてにおいて「可」，「不可」の情報が明らかにされているわけではありません。注意しながら摂取していただく場合は投薬時に，どのような点に注意しなければならないのか，またそのような症状が出た場合にどのように対応したらよいのかなどの指導を行わなければなりません。状況によっては服薬期間に問題がないかどうか，後日確認の連絡を取ることも必要です。

もう1つの問題として，患者が習慣的に摂取して楽しみになっており，なかなかやめられないという状況があります。たばこやアルコールなどの嗜好品でよくみられます。併用禁忌と異なり併用注意の場合は厳密に禁じることが難しく，患者自らに併用しないほうがいいという意識を持ってもらうことが重要となります。

その場合に，薬剤師としてどのようにすればいいのか，来局時の事前アンケートで「飲酒（晩酌）」と記載した患者に，睡眠薬が処方された

ケースを考えてみましょう（図1）。

　アルコールには中枢抑制作用があり，睡眠薬と併用すると相互作用から酩酊状態が増すことが知られています。薬剤師から患者に飲酒の影響を話したときに，「これまで一緒に飲んでも問題なかった」，あるいは「わかっている」といった答えが返ってきた場合，この患者は「行動変容のステージ」でいうところの「無関心期」にあるといえるでしょう。この段階ではいくら患者にアルコールと睡眠薬の併用リスクについて話しても「俺は問題ない」という方向にしか動機づけることはできません。そのため，この段階では患者が睡眠薬を服用するに至った背景など患者の訴えを聞き，こちらからは危険だという情報提供にとどめておくことが望ましいでしょう。

　これが，「睡眠薬を飲んでいるんだけど，晩酌って大丈夫なの？　でも晩酌はいつもの習慣になっているんだよね」といった言葉が出るようになると「関心期」に入っていることが考えられます。患者はアルコールと睡眠薬の併用が良いものではないとわかっていながら，晩酌はいつ

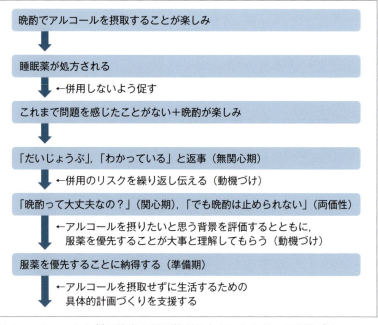

図1　アルコールと併用注意の睡眠薬が処方された患者への動機づけ

もの楽しみだから失いたくないという「両価性」の状態にあることがうかがえます。そこで，例えばアルコール摂取の背景に不眠があるとすれば，アルコール自体が夜間覚醒の原因であることなどを伝えることで，睡眠薬での治療を優先させるべきであると動機づけられることがあります。このようにして「関心期」から「準備期」にステージが移行すると，今度は具体的な行動計画の支援を行うことができるようになります。

2.3 おわりに

　上述のように，「医薬品固有の情報」と「個別最適化された情報」は厳密に区別できるものではありません。例えば，アルコールと併用禁忌の薬剤の場合，「アルコールとの併用禁忌」は医薬品固有の情報になりますが，服用する患者が体質的にアルコールを飲めなかったり，アルコールを飲む習慣がなければ，情報を個別最適化するなかで，アルコールとの併用に対する注意喚起の重要性は相対的に小さくなります。

　薬剤師は患者との対話のなかで，この両者を織り交ぜながら伝えていることになります。患者に交付される医薬品が有効かつ安全に作用するためには，化学物質である医薬品と同時に「医薬品固有の情報」が提供されなければいけません。しかし，患者個々の体質によって情報の重要度が変わってきたり，あるいは患者の理解力や信念などによって受け取ることができる情報もさまざまです。このため情報を提供する側の薬剤師は，患者ごとに視点を変え，「個別最適化された情報」を提供する必要があるのです。

〈向井　勉〉

各論 5

何を伝えるか・どう伝えるか
3．お薬手帳の役割

Point

- ☑ お薬手帳には「医療従事者間の情報共有」と「患者自身の情報管理」という2つの側面がある

- ☑ 医療従事者間の情報共有のためには，複数科受診している患者の薬剤情報を一元的に提供することが必要

- ☑ 医療従事者の情報共有のために患者の療養の情報を他職種にも書いてもらうなどの工夫が必要

- ☑ 多職種連携のための情報共有ツールがすでにあれば，それとお薬手帳との連携を考慮する

- ☑ 患者自身の情報管理という視点のなかで，お薬手帳の電子版は国の施策としても注目されている

- ☑ お薬手帳不要論の原因は薬剤師の姿勢そのものにある

- ☑ お薬手帳は患者の医療安全のために必要なものであると，患者にイメージを変えてもらう

- ☑ お薬手帳の活用に求められるのは，薬剤師自身の行動変容である

3.1 医療従事者の情報共有と患者個人の情報管理の視点から

　お薬手帳は，薬剤師が業務を行ううえで，とくに患者から処方箋を受け取った際の「先確認」を補助するツールとして有効なことを，各論1-4で紹介しました。本項では，お薬手帳が医療従事者間の情報共有ツールとしての有用性，さらに患者が自らの薬剤情報を手元に置いておくツールとしての有用性について述べます。

1. 医療介護者間の情報共有の側面

　お薬手帳は前述のとおり，本来大きな価値を持ったものであり，今後もさらに発達していくべきものです。患者が服用する薬剤の情報を医療従事者間で共有するツールというのは，その代表的なものでしょう。

　複数の科・医療機関を受診している患者を診る医師にとってはもちろん，入院時には医療機関内の医師，看護師，薬剤師にとっても大きな情報となっています。また，在宅医療・介護が増えているなか，施設の介護従事者や在宅の家族にとっても有効なツールになるべきでしょう。

　今はまだ，調剤歴が中心で，一部の薬局が患者の療養に必要な情報を書き込むに止まっているお薬手帳ですが，さらに他職種連携を視野に入れたお薬手帳のあり方を考えていくことが必要でしょう。

2. 患者が自ら管理する医療情報として注目される電子お薬手帳

　日本政府の高度情報通信ネットワーク社会推進戦略本部（以下，IT戦略本部）が2010年に示した医療IT戦略の一つとして「どこでもMY病院」構想が発表され，国民一人ひとりが自らの医療や健康情報（PHR）を電子管理により行う構想が進められています。お薬手帳もその一つとして，携帯電話端末などを利用し，調剤履歴や併用薬，副作用情報などを薬局のみでなく医療機関や地域の健康情報として共有される仕組みとして示されています（図1）。

　しかし，問題点はまだ山積されています。多くの企業がスマートフォンアプリとして「電子お薬手帳」を無料公開していますが，大手薬局チ

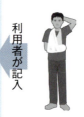

図1　電子版お薬手帳のイメージ
(IT戦略本部医療情報化に関するタスクフォース:「どこでもMY病院」構想の実現, 2011年)

ェーンの「患者囲い込み」的な意図が目立ち，アプリ間の情報のやりとりができなかったり，できてもスムースではない状況が続いてきました。また，高齢者にはスマートフォン端末の操作が難しいことも，その普及のための大きな課題となるでしょう。

　現在は，アプリ間のデータのやりとりを容易にするため，①情報フォーマットの統一化，②情報を相互閲覧できる「リンク付けサーバー」の仕組み作りが進められており，少しずつですが患者の不便も解消していくでしょう。

3. 多職種連携ツールとの連携（むすびあい手帳を例に）

　新潟市では 2014 年 11 月に「むすびあい手帳」というものが発行されました[1]。これは医療や介護情報を関係者が共有するためのツールで，要介護認定などを受けた希望者に配布されています。この手帳を利用することで，医療・介護の関係機関が連携して認知症の予防や早期発見，適切な治療と支援につなげていくのが目的です（図2，表1）。

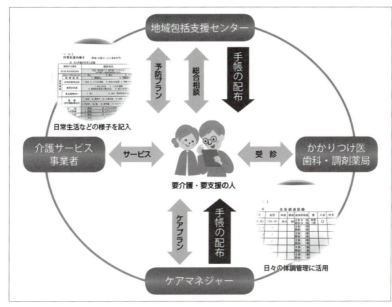

図2　「むすびあい手帳」の仕組み

表1　「むすびあい手帳に記載される項目

①目的・使用方法・内容
②同意書・支援体制・連絡先
③支援体制・連絡先
④私のプロフィール
⑤情報共有連絡表
⑥皆で知恵を出しあいたい生活や支援の工夫
⑦かかりつけ医・専門医療機関の経過記録
⑧歯科治療・口腔ケアの経過記録
⑨日常生活の様子
⑩生活経過記録
⑪連絡先

これは医療，介護，生活支援を地域で一体的に提供する「地域包括ケアシステム」の取り組みの一環として評価されており，お薬手帳の機能も包含したツールとして新潟市で活用されています。

新潟市が作成した資料では，薬局に患者や介護者がこの手帳を持参された場合の留意点を作成し，薬剤師も活用するよう求めています（図3）。

医療機関や薬局だけの視点ではなく，行政などとの協力により地域のなかで活用されるツールという意味では，お薬手帳よりさらに上位の機能を有するものとなるでしょう。日本医師会が提唱する「かかりつけ連携手帳」も，同様に情報共有の目的で進められようとしています。

「むすびあい手帳」は電子化されてはいませんが，目的は「どこでもMY病院」構想と同じであり，それを地方行政が関係機関と協力して普及に努めていることは，大きな参考としたいと思います。

3.2 調剤の記録を患者が持つメリット

以前，いわゆる調剤バッシングのひとつとして，「お薬手帳を断ると20円お得になる」といった情報がSNSで広まるなど，お薬手帳不要論とでもいうべき論調が広がっていました。

その理由は単純です。お薬手帳のメリットを「伝える」のは薬剤師であり，それが機能していないだけなのです。つまり，お薬手帳のメリッ

2.【シート6】情報共有連絡表
- すべての皆さんに【シート6】は毎回確認していただくようお願いしています。
- お忙しい業務の中とは思いますが，ご家族や介護スタッフからの連絡や質問もあると思いますので，薬剤師宛の記載の有無をご確認ください。
- 服薬方法が変更した際は，簡単にその内容をご記入頂けると，関係者で情報が共有でき対応の参考になります。
- また，ケアマネジャーや介護スタッフへ連絡したいことがありましたら，このシートをご活用ください。
- 薬剤師宛の質問や連絡がありましたら回答を「内容」欄に記入しサインの欄にご署名をお願します。

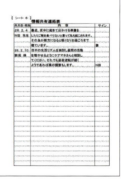

図3 「むすびあい手帳」の使い方（薬局用）

トを薬剤師はわかっていても，それが患者に「伝わっていない」ということでしょう。

1. お薬手帳を身近に感じてもらう

　調剤報酬の薬剤服用歴管理指導料のなかで，「お薬手帳」に記載すべき事項が定められています（表2）。これらの情報が患者にとって不要だからお薬手帳自体が不要だと思われているのでしょうか。自分が現在のんでいる，あるいは過去にのんでいた薬剤の情報が，患者にとってどんな意味があるのか，それが手帳になって一覧できることの意義などを理解してもらう必要がありそうです。

　患者に渡される薬剤情報として，「薬剤情報提供文書」（いわゆる薬情）もあります。お薬手帳はこの薬情と内容がダブっているだけに見えるのではないでしょうか。その役割の違いを，患者に納得してもらうだけの根拠を薬剤師は示せるでしょうか。

　お薬手帳を携帯し，常に薬剤情報を記入していくことのメリットとして，阪神淡路大震災，東日本大震災など，医療のインフラが機能しなくなるほどの大きな自然災害を例に挙げることもできます。また，ソリブジン事件のように，薬剤情報が医療従事者間で共有されなかったために

表2　お薬手帳に記載すべき内容

頭書き ・薬局の名称 ・薬局の連絡先 ・患者の氏名 ・生年月日 ・連絡先 ・アレルギー歴 ・副作用歴 ・主な既往歴など 毎回 ・調剤日 ・薬剤の名称 ・用法，用量 ・（必要に応じて）服用に際して注意すべき事項 患者が乳幼児の場合（加算の算定要件） ・体重，適切な剤形その他必要な事項などの要点 ・患者の家族などに対して行った服薬指導の要点

起きた，重篤な副作用を例に挙げることもできます。

　しかし，いずれの例も共通しているのは，「めったに起きない大事件」であることです。めったに起きないことのために，日頃から準備を怠らないでいることが，どれだけの人に可能でしょうか。もっと身近にお薬手帳の必要性を感じてもらうことが必要だといえるのではないでしょうか。

2. 薬剤師自身に求められる行動変容

　薬剤師は，ソリブジン事件などを通じ，副作用の未然防止のために情報共有が必要なことも，自然災害など緊急時のお薬手帳の有用性も知っています。しかし，これらの知識や経験があっても，薬剤師側の行動変容がなされていないことが，お薬手帳の現状に関する根本的な要因なのだと考えます。

　お薬手帳という調剤の記録を患者が持つメリットは，最終的には患者の安全のために役立つからです。しかし，そのためには「薬剤師がお薬手帳を100％使いこなせること」が絶対条件になり，自らの行動変容を起こすことが必要となります。行動変容は薬剤師個人だけでなく，薬局内，法人内，地域薬剤師会，全国とあらゆる方向に広めていかなくてはならないでしょう。

　一方で，患者には少しでも安くすることを考えるのではなく，お薬手帳を「使いこなせる薬局を選ぶ」ことが自らの健康を守るために必要な行動だということに気づいてもらうことが必要で，こちらにも行動変容を促す必要があります。

　薬剤師の業務は医薬分業の進展に合わせて大きく変化し，薬剤という物質の調製や供給を主にしていた「対物業務」に加え，薬剤を通じて患者・地域住民の健康に関わる「対人業務」が重要な要因となってきていることには，誰しもが気づいていることでしょう。後は行動に移すことです。

（向井　勉）

【参考文献】
1)　IT戦略本部医療情報化に関するタスクフォース：「どこでもMY病院」構想の

実現，2011．
　　　(http://www.kantei.go.jp/jp/singi/it2/iryoujyouhou/pdf/siryou1.pdf)
2)　新潟市「むすびあい手帳」のページ．（参照日：2015 年 8 月 13 日）
　　　(http://www.city.niigata.lg.jp/iryo/korei/chiikihokatsucare/musubiai-setsumeikai.files/goannai.pdf)

何を伝えるか，どう伝えるか
4．他の医療チームへの情報伝達・共有

Point

- ☑ 薬剤情報提供文書を他施設への情報提供に利用することも可能である
- ☑ 地域連携パスのように，病院と地域医療機関・薬局との情報共有も重要である
- ☑ 在宅医療・介護の多職種連携では，情報の共有が難しい側面もある
- ☑ 多職種連携のなかで，薬剤師は医療と介護を橋渡しできる位置にいる
- ☑ 居宅療養管理指導の記録と薬歴は一元管理が必要である
- ☑ 在宅医療・介護での医師への処方提案は，タイミングが重要になる

4.1 薬剤情報提供文書を利用した関係先との情報共有

1. 患者の服用する薬剤の情報を他施設に提供する手段として

　調剤報酬に関する厚生労働省告示のなかで「薬剤情報提供文書」とは，「患者ごとに作成された薬剤服用歴に基づき，投薬に関わる薬剤の名称，用法，用量，効能，効果，副作用及び相互作用に関する主な情報」を患者に提供するための「文書又はこれに準ずるもの」とされています。

　これは主に患者に提供される目的のものであって，患者に医療・介護サービスなどを提供する関係先への情報提供とは，直接ならないことが多いでしょう。しかし，患者に提供したこの文書は，患者が他科受診した際に，その医療機関から問い合わせを受け，薬局から再度情報提供を行うことがあります。これは重複投与の予防や薬物相互作用の防止といった，医療安全の確保という観点から役立ちます。

　また，介護施設を利用する患者の場合，患者が施設に持ち込む医薬品について，施設側はそれが何の薬で，いつ処方されたものであるかさえわからないという状況もみられます。その際に，重要な情報提供手段となり得るでしょう。このように，薬剤の適正管理の面からも，医療安全の観点からも，患者に関わるさまざまな職種に患者の服用する薬剤の情報を提供する手段として，薬剤情報提供文書が役立つことがあります。

2. 提供文書の作成段階での協働作業

　「薬剤情報提供文書」の作成段階から，医療機関と協働することもあります。これは医療機関・診療所においては必要としない情報が記載されていることがあるからです。そもそもこの「薬剤情報提供文書」は，その患者ごとに作成されるべきものであり，患者に必要な情報を提供するため，そのつど作成していくことが必要なものです。薬局だけの都合で文書を作成するよりも，ともに薬物治療を担う医師側の意図も踏まえて作成する必要もあります。協働作業を行うことでその患者に適切な情報提供文書が作成すれば，最適なものができあがるはずです。

4.2 チーム内で薬物治療の留意点を共有するための情報提供

1. 病院と薬局で情報のズレをなくす（緩和医療パスを例に）

　広域病院と地域の診療所の連携パスについては，病院ごとのパス（レジメン）があり，強固な連携が必要となってきます。そのなかで，緩和医療の分野では麻薬の使用方法，オピオイドローテーションなどでパスが開発されてきました。外来医療で麻薬を供給する立場の薬局も，十分にパスの内容を理解し，病院と同じ目的を持って緩和医療に参加することが，本来あるべき患者本位の医療の目指すところでしょう。麻薬の適正使用と患者への情報提供が病院と一体のものでなければ，薬局は十分な役割を果たすことはできません。このような病院と薬局の「薬薬連携」を通じて，医療チーム内の情報共有化がされています。薬剤に関する情報の薬薬連携は，麻薬の適正使用だけでなく，がん化学療法分野での抗がん薬や支持療法用薬についてもレジメンの協働が行われている。

　本項は薬局からの情報提供がテーマではありますが，双方向の情報共有の重要性も理解してもらう観点から，まず紹介しました。

2. 在宅医療・介護で薬剤の情報を共有してもらう

　在宅医療・介護の現場では，一人の患者にさまざまな職種が関わることになるため，情報のネットワークも複雑になります。在宅医療・介護にかかわる施設は，診療所，薬局，訪問看護ステーション，訪問介護サービス，通所介護施設，短期入所施設などさまざまな地域ソースがあります。また，そこでサービスを提供する職種も，医師，薬剤師，訪問看護師，ケアマネージャー，ホームヘルパー，社会福祉士，生活指導員など多岐にわたります。在宅には多くの施設が関わり，それぞれ独自に施設内で情報管理を行っていることが，多職種での情報共有を難しくしてきた要因と考えられます。

　現在は地方自治体の介入・補助金や，医療ソーシャルワーカー（MSW）の活動により，各エリアに医療・介護の情報ネットワークが構築され始めました。これにより，病院内での多職種協働に近づける情報

共有が，地域のなかで可能になろうとしています。特に，薬物療法については，薬局薬剤師が中心となって行わなければならない業務ではありますが，在宅医療・介護の現場では他職種が服薬に関するさまざまな業務を行っていることから，患者に服薬に関する問題があった場合でも，薬局に情報提供がされにくい状況もみられます。薬局が医療と介護の橋渡しとなり，適正な薬物治療の推進と情報共有を積極的に行うよう努めていくためにも，薬剤師は積極的に居宅療養管理指導を行う必要があります。

4.3 在宅医療・介護の訪問指導計画書・報告書と薬歴との関係

1. 訪問指導計画書と薬歴

訪問指導計画書は，在宅訪問を行う際の重要項目のひとつです。医療保険で行われる訪問薬剤管理指導においては必要とはされていませんが，介護保険で行われる居宅療養管理指導では必須とされています。医療保険と介護保険で業務内容が異なるわけではないので，患者・利用者の立場からすると計画書はどちらの場合も必須であると考えるべきでしょう。

この計画書は，医師からの訪問指示があってはじめて作成されます。そのため，医療機関・診療所との連携のもとで計画書を作成していくことが必要です。計画書を作成するにあたり，医師が薬剤師の訪問を必要と考える理由，つまり薬剤師が薬物治療上のどのような問題の解決を求められているのかを理解したうえでなければ，計画書を作成することも報告することもできないでしょう。

薬を服用する前と後，服用後の効果や副作用について予測することは，薬物治療を行ううえで薬剤師が能力を最も発揮する分野です。服用前であれば「製剤学」を，服用後からは「薬理学」，「薬物治療学」の知識を効果的に用い，患者が薬物治療のなかで抱える問題を解決することが薬剤師の責務といえます。これをきちんと訪問指導計画書に盛り込み訪問指導を行うことが求められます。

2. 報告書を通じた情報共有

　在宅医療・介護での薬剤情報・薬物治療に関する情報共有という視点では，報告書が重要な位置づけを担っています。報告書にはさまざまな患者・利用者の状態を把握した報告が記載され，医師やケアマネージャーに報告されます。実は，ここで医療と介護の連携の間に入れるのが薬剤師の訪問報告書なのだといえます。

　在宅医療・介護のなかで，多職種が多方向へ報告書を提出することは多くはなく，特に医療と介護のキーパーソンである医師とケアマネージャーの両方に直接情報提供することはありません。居宅療養管理指導業務にはこの報告書も含まれており，情報共有のために活用しない手はありません。

　一方で，介護職種のなかでは個人情報が必要以上に厳重に管理され，利用者名すらイニシャル名を用いている場合もあります。そのようななかで，薬剤や薬物治療に関する多職種の情報共有を行うには，困難な状況があることも知っておく必要があるでしょう。

3. 計画書・報告書と薬歴管理

　訪問指導計画書と報告書は必ずしも薬剤服用歴と連動させなければいけないというルールになっていないことを，まず知っておく必要があるでしょう。居宅療養管理業務に対する報酬は介護保険の「居宅療養管理指導料」になりますが，これは外来医療でいうところの「薬剤服用歴管理指導料」に替わるもので，内容は薬歴管理指導業務とほぼ同じものといえます。薬剤師が行う居宅療養指導の際には，その患者の過去の記録に基づいて現場で確認を行い，必要時にはその場で報告書を作成しています。これは薬歴管理指導業務の手順と同じです。

　報告書は一定の様式に記載し，多職種へ提出されます。その様式は，薬剤服用歴に記載が求められるものよりも簡略化されているため，薬局で用いている薬歴のすべての情報が必要ということもありません。

　しかし，一元管理は必要です。それまで外来で調剤を行っていた患者が在宅に移行するケースや，反対に在宅から外来を利用することが可能となるケースも考えられます。そのような場合，患者の薬物治療情報を

管理する媒体が，訪問指導計画書・報告書と薬歴でバラバラになっていては困ります。ある時点では居宅療養管理指導を行っていたので，薬歴とは別に記録が保管されている，ということがないようにすべきでしょう。

4.4 医師への情報提供・処方提案

　在宅を例に，現場での情報共有のあり方を考えてみましょう。まず，医師が患者を往診・訪問した結果に基づき，薬剤師への指示書が発行され，指示書に記載された情報から薬剤師が居宅に伺うことになります。

　薬剤師が在宅訪問する際に重要なのは，処方された薬がどのように効果を示しているか，あるいはどのような副作用が起きているのか，患者の薬の服用状況はどうなのかについて，薬学で身につけた「製剤学」，「薬理学」，「薬物動態学」の知識を駆使し，さらに患者の生活背景・生活サイクルも考慮しながら評価することです。その際に使用するスキルとしてバイタルサインのチェックも取り入れていくべきでしょう。

　ここで評価された情報を医師に「居宅療養指導報告書」としてフィードバックすることになりますが，この報告書のなかで処方提案を行い，それに応じて処方変更を行うことは現実にはあまりありません。次回処方までのタイムラグがあることがその要因と考えられます。

　医師が在宅を訪問し，その診察結果に基づいて処方箋が発行されるので，処方提案が処方内容に反映されるためには，薬剤師による提案やアドバイスが診察の前にあることが必要です。そのため，処方設計に薬剤師が関わるには医師の往診・訪問に同行し，そのつど薬剤師が医師と協議のうえ処方提案することが理想という考え方もあります。あるいは，医師の往診・訪問の直前に薬剤師が訪問を行えば，患者・利用者の直近の状態を把握しているのが薬剤師ということとなり，医師が処方設計するうえで，最も知りたい情報となり得るでしょう。　　　　　（向井　勉）

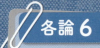

調剤・販売後の観察と介入
1. 再来局までの間の介入

Point

- ☑ 医薬品を交付・販売した時点で薬剤師の仕事が終わるわけではない

- ☑ 患者・使用者の状態や医薬品の情報は，医薬品の交付・販売時点から変わる可能性もある

- ☑ 調剤の時点で「気になる」ことがあれば，医薬品の交付後のフォローも欠かせない

- ☑ 薬局店頭で医薬品を交付する際に確認するだけでは不十分な場合もある

- ☑ 医薬品の副作用の発現の有無を確認する場合には，副作用の発現機序を踏まえたタイムリーな確認が必要になる

1.1 医薬品販売・調剤後,再来局までにすべきこと

調剤した後の医薬品の交付であれ,医薬品の販売であれ,患者・利用者に医薬品を渡して薬剤師の仕事が完了するわけではありません。その後の経過や結果についても把握することが必要です。

1. 一般の製品におけるアフターサービス

一般にアフターサービスとは,販売した商品の修理・メンテナンスについて,販売者が購買者に一定期間提供するサービス,と定義されることが多いようです。英語ではカスタマーサービス(顧客への役務の提供),ユーザーサポート(使用者への援助)といいますが,一般的には販売後の使用者からの苦情や質問に対応すること,また,保守点検などの作業を実施することを指しているようです。

最近ではアフターサービスを積極的に提供することにより,「顧客満足度の向上」や「次製品設計への反映」,「他社のサービスとの差別化による顧客囲い込み」を実現するために,積極的に実践している企業もあるようです。

2. 医薬品の交付・販売後には何が求められるのか

医薬品の交付あるいは販売においては,わざわざアフターサービスなどといわなくとも,「患者は何かあれば処方医に行くはずだろう」,「次回来局時に確認すればよいのでは?」という声が聞こえてきそうですが,本当にそうでしょうか?

医薬品は身体活動や精神活動に影響を及ぼす作用を持つ物質です。ですから,服用・使用したことによる身体や精神活動の変化はもちろん,服用・使用しないことによる身体や精神の状況が異なってくるはずです。服用・使用したことで良い変化が現れることを「効果」,悪い変化を「副作用」,服用・使用しないことによる悪い変化を「病状悪化」と表現することもできます。

また,医薬品を渡した後で添付文書が変更されたり,緊急安全性情報

が発出されるなど，医薬品情報が変更されることもあります．さらに，学会の診療ガイドラインの改訂などによる標準的な治療方法の変更などは，多くの薬剤師がかなりの頻度で経験しています．それらの変更は，内容によっては患者・使用者にただちに知らせ，薬物治療の中止を求める必要がある場合もあります．

さらに，患者・使用者の意向によっては，他の医療機関を受診したり，他の医薬品を購入・使用することがあります．そうなると，医薬品を交付・販売した時点では想定していなかった相互作用の可能性も生まれます．

このように，可変する要素が医薬品使用者と医薬品本体双方に存在するため，その変化の組み合わせによっては投薬・販売時には思いもよらない結果や経過を招く可能性が他の商品に比べてかなり高いことが容易に想像できます．

そのため，医薬品を交付・販売した時点で薬剤師の果たすべき役割が終わることはなく，その後の介入も必要になってくるのです．

1.2 いつ，どんなことに介入するのか

投薬・販売した医薬品は，既に述べたように，問題がないと判断したから渡したのであって，その時点では何も心配することはないはずです．しかし，前述のように患者・使用者が服用・使用して状況が変わり，問題なかったことが問題に転換する事態もありえます．

たとえば，監査時に「調剤してはいけないとまではいえないが，服用・使用後の経過が気になる」というケースは，調剤の現場でままあります（表1）．そのような「気になる点」は，患者の申し出を待つまでもなく，薬剤師側から電話などでアプローチし，問題がないかを確認する必要があります．

いつ介入するかは，医薬品の半減期や副作用の頻度など医薬品の情報と，患者の体質や状態（とくに医薬品の代謝・排泄に影響する機能）など患者側の情報によって個々に異なりますが，服薬初期に副作用の出やすいものについては，服用後2，3日以内のような早めの介入が必要です．

表1 調剤できないとまではいえないが気になるケース

①患者情報と照らし合わせて,処方量が多いように思われる
　・腎機能低下患者への腎排泄型薬物の処方
　・肝機能低下患者への肝代謝型薬物の処方
　・フレイルの高齢者への成人用量の処方　など
②患者情報と照らし合わせて,処方量が少ないように思われる
　・肥満者への脂肪蓄積型の薬物の処方　など
③患者への処方が原則禁忌,慎重投与に該当する
④他の服用薬との相互作用に注意が必要である
　・代謝酵素の拮抗が予想される　など
⑤次回来局までの間に重篤な副作用が起こる可能性がある
　・医薬品交付時の指導だけでは不安な場合　など

表2 医薬品の副作用

機序	留意点,好発時期など
薬理作用からくる副作用	既知の症状が多く,事前に注意喚起がしやすい。常用量でも発現の可能性あり。他の副作用に比べ比較的頻度高い。
薬物毒性による副作用	投与量の大きさ・投与期間の長さにより発現頻度が高まる。
薬物過敏症	患者の体質による過敏症は投与量,投与期間と関係なく起こる可能性あり。服用直後にSJS,TENなど重篤な症状が起こることもある。アレルギー性の過敏症はおおむね6カ月以内に発症する。

　薬局店頭で患者に「薬を飲みはじめてから,何か変わったことはありませんか？」と質問しても,患者から的確な答えが得られることはあまりありません。多くの患者は,「何か変わったこと」を病状の悪化と捉えがちであり,副作用の発生とは考えにくい,という傾向がみられるようです。そのため,副作用の好発時期を踏まえて（表2）,次回来局までの間でも,副作用による体調の変化がないか把握するための介入が必要になります。

　また,過去の副作用歴や既往歴から類推される状況,あるいは手術や検査の後に起こりうる合併症のように,患者の状態に大きな変化を与えるイベントがあった場合には,やはり早めの介入が重要です。

(岩月　進)

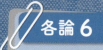

調剤・販売後の観察と介入
2. 在宅訪問時の観察と介入

Point

- ☑ 薬剤師が在宅を訪問するのは，薬剤の服用・管理の現場を直接確認し，介入するためである

- ☑ ただし，薬剤師が在宅医療で関わるのは，薬ではなくさまざまな人々である

- ☑ 在宅医療を成立させるためには，患者・家族や医療チームとの信頼関係（ラポール）が欠かせない

- ☑ 在宅で患者・家族の移行，希望を叶えるには，適切なコーチングも必要になる

- ☑ バイタルサインのチェックは，連続したデータから変化を読み取ることがポイントになる

- ☑ 医師の回診に同行することはラポールの形成にも役立つ

- ☑ 遺族に対するグリーフケアが在宅の現場では十分とはいえない

2.1 薬剤師が患者宅を訪問する意義

薬剤師が患者の居宅に訪問する意義は，患者の生活の場で，患者がどのように薬を管理・服用しているかを，あるいは服用後の薬の効果・副作用を患者のそばで直接観察し，適切な介入が行えることです。

なぜなら，患者の生活の場に踏み入れることで，患者が今までどのような時間を過ごし，どのような人と関わり，どのような考えに基づいて，現在に至っているのかを，薬剤師の立場で見て，聞いて，感じることができるからです。

2.2 薬剤師は人と向き合う職種である

1. 薬剤師が介入する主体は薬ではなく人である

薬剤師が在宅訪問を行う場合，患者や患者の家族，医師，看護師，ケアマネージャーなどのいろいろな職種の方々と関わることになります。

それぞれの専門知識や技術，想いをもった人たちとチームを組み，患者や患者の家族と関わることになりますから，そこには，人対人の関係が生まれます。薬剤師は，薬を通して患者やチームメンバーに関わることになりますが，主役は，薬ではなくあくまで人なのです。

2. ラポールの形成

ラポールとは，フランス語で「橋をかける」という意味で，相手と自分との間に心の橋が架かっている状態，すなわち，共通意識や共感により，なんらかの協力関係が築けるような信頼感がある状態を意味します。

薬剤師が在宅で活動するためには，患者やチームメンバーとのラポールの形成が重要になります。ラポールを形成するための手法として，「神経言語プログラミング」（Neuro Linguistic Programming：NLP）と呼ばれるテクニックがあります。以下に簡単にご説明します。

(1) ペーシング

ペーシングとは，相手の話や動きのペースに合わせるということです。

ゆっくり話をする人にはゆっくりと，早く話す人には早くするなど，話し方のリズムやテンポ，トーンを合わせるようにします。

さらに，「価値観」，「表情」，「呼吸」なども含めて，相手と気持ちを合わせていきます。

(2) バック・トラック

バック・トラックとは，相手の話を効果的に復唱することで，日本語では「オウム返し」と呼ばれる手法です。

相手の話す内容を繰り返しますが，そのときに，同じ表情，同じ声の調子で返していくことを意識するとよいといわれます。また，話の内容を要約して返してもよいでしょう。

(3) ミラーリング

ミラーリングとは，相手のしぐさや姿勢などを鏡に映しているかのように，さりげなくまねることをいいます。

相手が手を動かして話をする人であれば，こちらも同じように手を動かしながら話をします。

店頭ではあまりないことですが，お茶を飲みながら会話をするときに，相手がお茶を飲むタイミングで，自分も同じようにお茶を飲むことなどもミラーリングになります。

(4) NLPの効果

上記のような，NLPのテクニックを意識して使用することにより，患者や医師，看護師，ケアマネージャーとのラポールが成立しやすくなります。

ラポールが成立していることで，良好なコミュニケーションが成立します。私たちの仕事は人対人の関係が基本ですので，良好なコミュニケーションが大きな土台となり，患者の希望にあった在宅医療が実施できるようになります。

2.3 患者の希望を確認する

1. 希望を確認し支援する

　在宅医療を希望する患者もしくは患者の家族には，一人ひとりに希望があります。患者や家族の希望が何であるかを確認し，可能な限り希望に沿った在宅医療が提供されるべきです。

　患者の希望を叶えるためには，医療・介護を提供する側の努力が欠かせませんが，在宅医療は入院医療と異なり，患者の療養に対する意識や姿勢が療養環境に大きく影響します。患者・家族が受け身でなく主体的に在宅療養を進められるよう，医療・介護提供側が上手に患者・家族の意向を聞き，それを実現するために導く必要があります。

2. コーチングの手法

　相手の考えや希望を聞き，その実現に導く手法を一般に「コーチング」といいます。在宅の患者・家族の意向を確かめ，その実現に向けて導くのも，コーチングの手法が有用と考えられます。ここでは，コーチングの手法のなかから「GROWモデル」という手法を紹介したいと思います。

　コーチング（GROWモデル）を在宅療養にあてはめると，表1に示すような内容になるでしょう。

表1　GROWモデルを用いたコーチングの手法

① Goal：期待する成果の明確化
　例）患者・家族がどのようになりたいか，何を希望しているかを具体的に聞き出し・イメージする
② Reality・Resource：現状の把握・資源の発見
　例）患者の現状（病状・介護度・認知力・嚥下力・バイタルサインなど）を把握するとともに，利用できる資源（居宅環境・家族力や介護力・経済力・医療環境など）を明らかにする
③ Option：選択肢の創出
　例）目標に向けての代替案（服薬管理方法，服用ルート，処方内容検討の提案などを複数創り出す
④ Will：目標達成意思の確認
　例）いつまでに，誰に，何を，どのように実行するかを決定する

ここで注意が必要なのが現状の把握ですが，これは時間の経過とともに変化します。患者の状態や服用状況などは一定ではなく変化するので，そのつどアセスメントを行い代替案を創り出す必要があります。「GROW モデル」のフレームに当てはめて考えることで，患者の希望を中心としたプランを作成できるのではないでしょうか。

2.4 現状の把握・情報収集

患者の現状や情報の把握は，アセスメントに影響を与えることになるので，重要な因子です。まず，訪問を開始するまえに確認すべき情報源として**表2**に示す3つが挙げられます。

また，訪問時に最初に確認すべき項目としては，**表3**に示す3つがあります。これらの情報をもとに，訪問指導計画書を作成します。

訪問時の情報収集は，服用状況，患者の訴え，バイタルサインなどが中心です。これは，ちゃんと薬が飲めているか？　ちゃんと薬が効いているか？　薬の副作用はないか？　を確認するために行います。

また，訪問時の観察で重要なことは，「いつもと違うことはないか？」です。患者を経過的に観察していれば，連続性を持った関わりができて

表2　訪問前に確認できる情報

①医師からの診療情報提供書
　病状や医師の期待することを確認するため
②ケアマネージャーが作成しているフェイスシート・ケアプラン
　患者の基本情報や介護状況を確認するため
③お薬手帳
　過去の服用薬と他科受診やアレルギー歴，副作用歴を確認するため

表3　訪問時に確認する情報

①患者の希望
　例）どのようになりたいか，価値観の確認，延命の確認など
②キーパーソンの存在
　例）家族の存在，支援者の確認など
③服用管理方法・残薬
　日本薬剤師会の報告によれば，訪問開始時の発見された問題点の上位3つは，①薬剤の保管状況，②薬剤の飲み忘れ，③服用薬剤の理解不足

いるはずです。「いつもと違う」場合には，何かあるかもしれないと思って関わることが重要となります。

1. バイタルサインについて

　薬剤師がバイタルサインをとる意義は，医薬品の適正使用と医療安全の確保のためです。患者への聞き取りのみで，薬剤の効果と副作用をアセスメントするより，直近のバイタルサインという客観的データを含めてアセスメントしたほうが，適正使用と医療安全から考えると有用です。

　バイタルサインは連続的に把握することが重要です。例えば今まで血圧が 140/90mmHg だった患者が，今朝は収縮期血圧が 180mmHg を超えていた，という場合の「180mmHg」は，普段から収縮期血圧が 180mmHg を超えていても元気な患者の「180mmHg」とは意味合いが違ってきます。同じ「180mmHg」でも，薬剤師としての評価が変わるわけですが，そのためには患者の普段の血圧を理解していることが重要です。

　また，こういった情報は医師や看護師などの医療チームにとっても有用な情報となるので，チームで共有すべきでしょう。そのための情報共有手段も用意しておくことが必要です。

2. 医師の往診同行について

　医師が患者宅を訪問する際に薬剤師が同行することの意味は，医師の診察を横で見ることで，病状の情報共有と処方意図の共有ができることが第一です。また，医師が処方決定する場に立ち会うために，処方提案も可能になります。さらに，直接会って話ができることから，ラポールの形成が容易となるという効果もあります。

　その際に，薬剤師として介入すべき問題は，①服薬支援，②患者支援，③医師への提案です（**表 4**）。

2.5 グリーフケア

　在宅医療にかかわっていると，患者の死に遭遇することもあります。

表4　医師の回診同行時に薬剤師として介入すべき事項

①服薬支援
　服用状況が悪い場合に，その理由を探り改善対策を行う
②患者支援
　患者の病状，ADL，QOL に薬が与える影響をアセスメントする
③医師への提案
　患者の状況にあった適切な服用薬・剤型および服用法を提案する

　深くかかわっていたぶんその死を受け止めるのがつらくなったり，遺族との関わりがつらくなることもあります。
　グリーフ（grief）とは「深い悲しみ」の意であり，グリーフケアは死別を経験した人をさまざまな面で支援する行い全般のことを指します。その際，一方的に励ますのではなく，相手に寄り添う姿勢が大切といわれます。在宅の場においては，このグリーフケアはまだ十分と言える状況とはいえません。薬剤師として関わった家族にできることは残されていると考えます。

2.6　参考になる書籍，資料

　ここまで紹介してきた内容を，より深く理解するために有用な書籍，資料を，以下に紹介します。
　芝健太『プロが教えるはじめての NLP 超入門』（成美堂出版）2011 年
　浦登記『一番やさしく NLP のことがわかる本』（日本実業出版社）2010 年
　飯嶋秀行『コーチングがやさしく身につく物語』（日本実業出版社）2005 年
　日本薬剤師会『後期高齢者の服薬における問題と薬剤師の居宅患者訪問薬剤管理指導ならびに居宅療養管理指導の効果に関する調査研究報告書』（日本薬剤師会）2008 年
　狭間研至『薬剤師のためのバイタルサイン』（南山堂）2010 年
　広瀬寛子『悲嘆とグリーフケア』（医学書院）2011 年
　古内耕太郎，坂口幸弘『グリーフケア』（毎日新聞社）2011 年

〔向井　勉〕

各論7 記録にあたっての留意点

Point

- ☑ 記録していないことは行っていないとみなされる

- ☑ 調剤の記録を行う媒体には処方箋，調剤録，薬歴（薬剤服用歴），お薬手帳がある

- ☑ 調剤の結果を記録するのが調剤録，調剤を妥当だと判断したプロセスの記録が薬歴

- ☑ 薬歴には調剤を妥当だと判断した根拠となる情報が記録されている必要がある

- ☑ 医薬品販売の記録も含めた一元管理が望ましい

- ☑ 薬剤師には守秘義務が，薬局には個人情報保護の義務が課せられている

1 なぜ記録するか

1. 記録していないことは行っていないとみなされる

　薬剤師が患者・生活者に行った行為は，すべて何らかの記録に残されるべきです。何に記録するか，何を記録するか，どのように記録するかは，後述するように個々のケースで異なるでしょうが，行ったことを記録しないままでいることは好ましくありません。

　過去に，薬剤服用歴（薬歴）を記載せずに，調剤報酬の当該技術料を算定していて問題になったことがあります。ここで問題になったのは，いったい何だったのでしょうか。薬剤服用歴管理指導料の算定要件を満たさずに調剤報酬を算定していたという，医療保険制度上の問題もあるでしょう。しかし，薬剤師としてさらに重視すべきは，調剤を行った経過や結果を記録として残しておけない状態にあったことだと考えられます。一般に，薬歴の記載などに対して薬剤師は「忙しくてヒマがない」とネガティブな印象を持っていることが多いものです。しかし，忙しいから怠っていいことなのか，今一度考えるべきです。なぜなら，すべての専門職にあてはまることですが，「記録していないことは行っていない」とみなされるからです。

　医療訴訟の場では，医師の診療録（カルテ）に何がどのように記載されていたかが重要な意味を持ちます。いくら医師が行ったと主張しても，カルテに記載がなければ行ったとみなされないこともあります。

　もちろん，訴訟対策のために記録を残すよう推奨するのではありませんが，プロフェッショナルが，自らの行為の記録を残さないということは，その行為を行っていないと周囲からみなされてもやむを得ないことなのだと理解すべきです。

2. 記録することで責任を果たすことができる

　何を，どのように記録するかは，個々のケースで異なると前述しましたが，どの薬剤師でも必ず行っていることもあります。例えば，処方箋に「調剤済み」であることを記録するための押印があります。この押印

はどのような意味があるのでしょうか．

まず，押印してあるかどうかで，処方箋が調剤を完了しているか否かを調剤した当事者以外も判断することができます．また，押印してある印鑑の持ち主が，その調剤に対する責任を負っていることを，当事者以外の者が知ることができます．押印によって他者に対して，①調剤完了の旨，②調剤責任者の2点を明確にしたことになるわけです．

それ以外の情報は，後述するように調剤録や薬歴，お薬手帳に記録することになります．それぞれに同じことを重複して記録することもあり，現状では効率的といえない部分もありますが，いずれにせよ，すべて自らが行ったことを他者に明らかにするための手段だと考える必要があります．いわゆるアカウンタビリティ（日本では説明責任と訳すことが多いようです）のために記録を残すわけです．

2 どこに記録するか

1. 法で定められた記録場所

調剤行為について，記録を残す場所（媒体）として法令で定められているのは，調剤録と処方箋になります．

調剤録に何を記録するかは，薬剤師法施行規則に定められています（14頁，表1参照）．この記録をすることによって，調剤済みであること（あるいは調剤済みではないこと）を明らかにします．分割調剤などで，薬剤の調製行為を複数回に分けて行うこともあるので，調剤済みでない場合は，その旨を調剤録に記載することになります．

もうひとつ，調剤の記録を残すよう，法に定められているのは処方箋です．前述のとおり，調剤済みとなった処方箋には**表1**に示す内容を所定の場所に記載することになっています．

調剤録と処方箋はどちらも，3年間の保管が義務づけられています．

2. 薬剤服用歴（薬歴）

薬剤服用歴（薬歴）は，本書で繰り返し述べてきたとおり，薬剤師が

表 1　調剤済み処方箋に記載する内容

薬剤師法第 26 条
　薬剤師は，調剤したときは，その処方せんに，調剤済みの旨（その調剤によって，当該処方せんが調剤済みとならなかつたときは，調剤量），調剤年月日その他厚生労働省令で定める事項を記入し，かつ，記名押印し，又は署名しなければならない。

薬剤師法施行規則第 15 条
　法第 26 条の規定により処方せんに記入しなければならない事項は，調剤済みの旨又は調剤量及び調剤年月日のほか，次のとおりとする。
1　調剤した薬局又は病院若しくは診療所若しくは飼育動物診療施設の名称及び所在地
2　法第 23 条第 2 項の規定により医師，歯科医師又は獣医師の同意を得て処方せんに記載された医薬品を変更して調剤した場合には，その変更の内容
3　法第 24 条の規定により医師，歯科医師又は獣医師に疑わしい点を確かめた場合には，その回答の内容

　自らの業務の質の向上，患者の安全確保を目的に編み出してきたもので，薬機法や薬剤師法などに定められたものではありません。しかし，現在では薬歴なしに薬剤師の業務を行うことはほぼ不可能になっています。とくに，対人業務を行ううえでは必須の媒体といえます。
　総論 2 でも触れましたが，薬歴は顧客管理の記録として誕生し，保険調剤に取り入れられてからは，調剤の「個別最適化」を実現するための重要なツールとして，薬学管理料の主要な柱にもなっています。

3. お薬手帳

　お薬手帳は患者が携帯するもので，受診の際に医師に見せて処方の参考に供したり，複数科に受診している場合には，重複処方，重複調剤を避けるためにも役立ちます。
　患者が携帯し，自らの意思で医師や薬剤師に提示するものなので，患者自身が記録してもかまわないのですが，それが処方や調剤の際の重要な情報のひとつとなることを考えると，患者の記録忘れや間違いなどを避けるためにも，調剤した薬剤師が自ら手帳に記録することが望ましいでしょう。保険調剤では，手帳本体は薬局が提供し，内容も薬剤師が記録するよう求めています（表 2）。手帳に記載する代わりにシールを渡す場合は，それが手帳に貼られたかどうか，確認する必要があります。

表2　お薬手帳への記載内容などの定め

①手帳には以下の事項を記録する欄があること
　・患者の氏名，生年月日，連絡先等患者に関する記録
　・患者のアレルギー歴，副作用歴等薬物療法の基礎となる記録
　・患者の主な既往歴等疾患に関する記録
　適切に記載されている確認し，記載されていない場合には，患者に聴取の上記入するか，患者本人による記入を指導する
　手帳に初めて記載する場合は，保険薬局の名称，保険薬局又は保険薬剤師の連絡先等を記載する
②患者に対して，手帳を保有することの意義，役割および利用方法など十分な説明を行い，患者の理解を得た上で提供する
　患者の意向を確認したうえで手帳を用いない場合は，その理由を薬剤服用歴の記録に記載する
③手帳への記載による情報提供は，調剤を行った全ての薬剤について行う
　・重大な副作用または有害事象などを防止するために特に患者が服用時や日常生活上注意すべき事項
　・投薬された薬剤により発生すると考えられる症状（相互作用を含む）など
　・上記は投薬された薬剤や患者の病態に応じたものであること
④患者に対して，保険医療機関を受診する際には医師・歯科医師に手帳を提示するよう指導する
　患者が複数の手帳を所有している場合は，患者の意向を確認したうえで，同一の手帳で管理できると判断した場合は1冊にまとめる
⑤患者が手帳を忘れた場合は，追加すべき事項が記載されている文書（シールなど）を交付し，患者が現に利用している手帳に貼付するよう患者に対して説明する
　当該患者が次回以降に手帳を持参した場合は，当該文書（シールなど）が貼付されていることを確認する

厚生労働省保険局医療課「診療報酬の算定方法の一部改正に伴う実施上の留意事項について」（平成28年3月4日，保医発0304第3号）を改変

3　何を記録するか

　ここまで，薬剤師が行ったことの記録を「なぜ」記録するのか，「どこに」記録するのか述べてきました。続いて，「何を」記録するのか考えていきましょう。

1. 薬剤師が調剤を「適」と判断した記録

　調剤録や処方箋，薬歴に記載する内容は多岐にわたりますが，それらはすべて，薬剤師が調剤を行うことが妥当だと判断したことを記録したものだと要約することができます。

薬剤師が妥当だと判断したことにより，薬剤の調製が行われ，患者に交付され，その「結果」として処方箋には調剤済みの記名・押印がされ，調剤録にも必要な記録が残されます。お薬手帳も同様に，交付された薬剤に関する情報を記録します。

　一方，薬歴は上記の記録と若干異なる性質を持っています。薬剤師として，その患者に薬を渡すことが妥当だと判断した「プロセス」を記録するのが，薬歴の役割だといえます（表3）。

　1枚の処方箋から得られる情報は多くありませんが，薬歴を作成し記録を重ねていくことで時系列的な治療の流れが把握できたり，患者との対話から得た情報などをもとに服薬指導の内容が組み立てやすくなります。

　前述のとおり，薬歴は調剤の妥当性を判断する情報源であり，医療事故防止にも有用なツールです。調剤の安全性を担保する観点からは，表4に示す内容が大切です。

(1) 一般的な監査は処方箋のみでも可能

　処方箋や調剤録への記録と，薬歴への記録の違いは，調剤に対する意識が「処方箋に記載された医薬品を間違いなく患者に渡すこと」から，「処方箋に記載された医薬品が，その患者にとって適切であることを確かめたうえで間違いなく患者に渡すこと」へと変わってきた歴史と無縁ではありません。

　「間違いなく患者に渡す」ことを重視していた時代には，処方箋の形

表3　調剤録と薬歴の記録内容の違い

調剤録	薬剤師が調剤を行って患者に交付した結果の記録
薬　歴	薬剤師が調剤を行ってよいと判断したプロセスの記録

表4　医療安全を確保するために重要な情報

・どんな病気にかかっているか
・どんな薬を服用してきたか
・どのように調剤したか
・調剤をする際に気をつけることは何か
・過去にどんな指導をしていたか
・指導をする際に注意することは何か
・薬を服用するうえで注意すべきことは何か

式的な記載ミスや，添付文書に記載された用法用量との齟齬などをチェックすることが監査の中心でした。そこには薬剤師として判断すべき要素はあまりありません。判断の根拠は処方箋の記載ルールや薬機法上の承認事項だからです。なので，薬剤師の判断を記録しておく必要性が乏しく，渡したことを証明する意味で，調剤した結果の記録を処方箋や調剤録に記載するだけで十分だったのでしょう。

（2）一般的に「適」であるだけでなく，その患者に「適」であること

しかし，現在のように「その患者にとって適切であること」を確かめて調剤するためには，薬剤師が患者の情報を把握しておく必要があります。それがなければ，適切かどうか判断のしようがないのです。そこで，薬歴に薬剤師の判断とその根拠となる情報を記録するようになりました。いわば調剤の「個別最適化」の証明書が薬歴です。薬剤師が患者個々の情報を把握したうえで「適」と判断したのだと，対外的に証明するために発展してきたのが，現在の薬歴だといえるでしょう。

2．判断の根拠の記録

ここからは，薬歴に話題を絞って，何を記録するのか考えていきましょう。

（1）患者情報

前述したように，薬歴は調剤の個別最適化を行うために必要な情報を記録するものです。そのために必要なのは，患者個々の情報になります。保険調剤の薬剤服用歴管理指導料は，算定要件として記載項目を定めています（27頁参照）。これを見るとわかるとおり，記載するよう求められているのは，ほとんどが患者の調剤を行う時点での情報であり，しかも処方の妥当性を評価するために必要な情報です。

先にも触れましたが，薬歴の未記載で何が問題なのかといえば，これら処方の妥当性を評価するための情報を確認して調剤を行ったと，記録の上で証明できないという点なのです。証明できないのに報酬を請求することが不適切なのは，いうまでもありませんが，では，薬歴未記載で

あっても、調剤報酬を請求しなければ問題ないといえるのか、薬剤師として今一度考えたいものです。

(2) 過去の記録

薬歴の記録に、もうひとつ重要な点があります。それは過去の処方・調剤の履歴です。紙媒体にせよ電子媒体にせよ、薬歴は患者ごとに過去の履歴が閲覧できるようになっています。

なぜ過去の履歴を確認できることが重要なのか、改めていうまでもありませんが、過去の薬物治療でその患者が不利益を受けたことがないか、あるいは患者にとって不都合がなかったかなどの情報を、過去の薬歴から得ることができるからです（投薬後にきちんと確認していれば、ですが）。これらの情報は、今回の処方内容の妥当性を評価するうえで貴重な情報となります。処方医が、その患者が過去に薬物で問題が生じたことを把握しているとは限りません。知らずに処方しているという前提でチェックするくらいの心構えでいましょう。

3. 薬剤師が行ったこと、行うことの記録

(1) 指導内容

薬剤師が処方箋や患者インタビュー、薬歴、お薬手帳の情報をもとに調剤の可否を確認したあとで、患者に服薬や生活に対する指導をすることになります。薬歴には、実際に薬剤師が行った指導内容を簡潔に記録するようにします。

一方、慢性疾患で同じ処方が継続しており、アドヒアランスにも問題なく、病状もコントロールできている、というケースもままありますが、そのときに「指導することがない」と感じる薬剤師も多いようです。

本当にそうでしょうか。発想を切り替えてみる必要がありそうです。

慢性疾患でアドヒアランスに問題がなく、病状もコントロールできている患者というのは、そうそういるものではありません。薬剤師としては、その患者が引き続き良好な服薬状況でいられるよう支援することも、重要な指導のひとつです。「すごいですね」といった声かけで患者の意欲を高めるのもいいでしょうし、アドヒアランスが十分でない他の患者へのヒントとするために、なぜアドヒアランスを維持できているのか患

表5　患者の特性に応じて留意すべき事項

・高齢者への腎排泄型薬物の投与
・肝機能障害患者への肝代謝型薬物の投与
・肥満者への脂溶性の高い薬物の投与　など

者に教えてもらってもいいでしょう．これらもすべて，薬歴に簡潔に記録しておきます．

（2）次回チェックすべき事項

　忘れやすい事項ですが，患者が次回来局するまでの間，あるいは次回来局時に確認すべき事項も予め薬歴に記載し，確認もれがないようにします．一般的な副作用など，多くの患者にあてはまる事項については確認もれが起きることはまれですが，表5に例示したような患者個別の確認事項については，確認もれがないよう確実に記載しておきます．その患者を誰が受け持つか決まっていない薬局の場合には，次回受け持つ薬剤師が確認し忘れないよう注意を促す意味でも大切なことです．

5　どのように記録するか

1. 記述様式から考える

　薬歴の記述様式には，本書で紹介したPOCKETS法のほかにも，SOAPの各項目に分けて記載する方法もあります．POCKETS法については他項で詳述しているので，ここではSOAP方式について考えてみましょう．
　SOAPとは，患者や疾病，薬物など治療に関する問題点をS（主観的情報），O（客観的情報），A（評価），P（計画）に分けて記述することで，患者の抱える問題点とその対策（指導内容など）を個別に明確にする記述様式です．SOAPに関してはさまざまな成書があり，薬学教育で学ぶことも多いので，詳細は省きます．
　POCKETS法にせよ，SOAP方式にせよ，薬歴への情報の記載を系統立てて行うことにより，患者の抱える問題が何か，患者に何を確認す

るか，何を指導するかを明確にしやすくできます。

　SOAP方式の記録には，メリットもある一方，記述に時間がかかるという問題も指摘されています。SOAP方式だから時間がかかるというよりも，患者の何が問題であるかを抽出する作業が硬直化して，重要度の高い問題も低い問題も一律に書き出し，それぞれにSOAPを記載する非効率性が問題といえるでしょう。

　さらにS（主観的情報）の記述方法への指導の問題も指摘しなければいけません。患者の主観的情報は，できるだけ患者の言葉を忠実に記述するよう指導されることが多いものですが，同じSOAP方式の記録が教育されている医師と看護師でも，その記述様式は大きく異なります。「患者の言葉を忠実に」という考え方は，どちらかといえば看護師の看護記録にならったものです。薬剤師がSOAP方式を活用するのであれば，処方箋を患者から受け取る際のやりとりを，その場で薬歴に記録できることを前提に，適切な記述様式を考えていく必要があるでしょう。

2. 薬剤服用歴管理指導料の算定要件から考える

　ここまでに何度も，薬剤服用歴管理指導料の算定要件について述べてきました。ここでは，どのように記録するかという視点でこれらの要件を見てみたいと思います。

　算定要件に挙げられた記載項目のうち，一般的な項目と思われるものを**表6**に示します。これらは，調剤の可否を判断する材料というよりも，受け付けた処方箋の背景と，調剤を行った薬剤師を明らかにするための記録といえそうです。

　疑義照会については，疑義の内容により，一般的な情報か患者個々の情報かに分かれます。

表6　一般的に調剤する際に必要な薬歴の記載項目

- ・氏名・生年月日・性別・被保険者証の記号番号・住所・必要に応じて緊急時の連絡先等の患者についての記録
- ・処方した保険医療機関名及び保険医氏名・処方日・処方内容等の処方についての記録
- ・調剤日・処方内容に関する照会の要点等の調剤についての記録
- ・手帳による情報提供の状況
- ・指導した保険薬剤師の氏名

表7 調剤の個別最適化のために必要な薬歴の記載項目

- 患者の体質・アレルギー歴・副作用歴などの情報
- 患者またはその家族などからの相談事項の要点
- 服薬状況
- 残薬の状況
- 患者の服薬中の体調の変化
- 併用薬など（要指導医薬品，一般用医薬品，医薬部外品およびいわゆる健康食品を含む）の情報
- 合併症を含む既往歴に関する情報
- 他科受診の有無
- 副作用が疑われる症状の有無
- 飲食物（現に患者が服用している薬剤との相互作用が認められているものに限る）の摂取状況など
- 後発医薬品の使用に関する患者の意向
- 服薬指導の要点

　一方，表7に示した項目は，患者に対するその時点での調剤を「個別最適化」するために必要な情報を確認し，記録したものだといえます。これらが確認できないことによるリスクは，項目によっても，患者によっても，あるいは処方内容によっても異なります。もし調剤して薬剤を交付する時点で確認できなかった場合は，薬剤師がそのリスクを勘案して，薬剤交付後の適切な時期に確認する必要があります。それは，算定要件を満たすために行うのではなく，患者に予想されるリスクが実際に生じていないかを確認するため，と理解するのが妥当です。もちろん，確認した内容は確認した時点で薬歴に記録します。

5　医薬品販売の記録

　ここまでは，医療用医薬品の調剤を行った際の記録について述べてきました。ここでは医薬品を販売した際の記録について考えてみましょう。
　患者が処方箋に基づく調剤の際に，OTC医薬品などを購入した際には，調剤と合わせて販売の記録を薬歴に残す薬局が増えてきました。しかし，調剤と無関係にOTC医薬品などを購入した場合には，記録したりしなかったり薬局ごとに対応がまちまちです。OTC医薬品などのみを購入した場合の記録場所も，薬歴だったり専用の顧客簿だったりとさまざまです。

現在，薬剤師には患者の服用する薬剤などの一元管理が求められています。複数科を受診する患者の処方薬を一元管理することと受け止められていますが，本来はOTC医薬品やあるいは特定保健用食品，機能性食品など，患者・生活者が何らかの活性を期待して使用するものすべてを一元管理することが望ましいのはいうまでもありません。それぞれの相互作用の可能性も判断する必要があるからです。

ですから，これからは保険調剤のための薬歴という発想ではなく，来局者個々の「顧客台帳」というかたちで，医療薬，OTC医薬品，各種食品あるいは衛生材料なども含め，薬局から供給したものすべてを一元管理する方法への見直しが必要となるでしょう。

6 薬剤師の守秘義務と薬局の個人情報保護

1. 守秘義務

薬剤師は，患者・生活者の秘密を知り得る立場にあるため，厳しい守秘義務が課せられています。この義務は薬事関連ではなく，刑法134条に規定されています。条文には医師，弁護士などと同列に薬剤師があげられています（表8）。正当な理由がないのに，業務上取り扱ったことについて知り得た人の秘密を漏らしたときは，6カ月以下の懲役または10万円以下の罰金に処せられることになります。

表8　刑法に定められた守秘義務

第134条　医師，薬剤師，医薬品販売業者，助産師，弁護士，弁護人，公証人又はこれらの職にあった者が，正当な理由がないのに，その業務上取り扱ったことについて知り得た人の秘密を漏らしたときは，6月以下の懲役又は10万円以下の罰金に処する。 2　宗教，祈祷若しくは祭祀の職にある者又はこれらの職にあった者が，正当な理由がないのに，その業務上取り扱ったことについて知り得た人の秘密を漏らしたときも，前項と同様とする。

表9 薬局（個人情報取扱事業者）に課せられた義務

① 利用目的の特定，制限
② 利用目的の通知など
③ 個人情報の適正な取得，個人データ内容の正確性の確保
④ 安全管理措置，従業者の監督，委託先の監督
⑤ 個人データの第三者提供者
⑥ 保有個人データに関する事項の公表等
⑦ 本人からの求めによる保有個人データの開示
⑧ 開示などの求めによる保有個人データの開示
⑨ 開示などの求めに応じる手続き，手数料
⑩ 理由の説明，苦情対応

2. 個人情報保護

　個人情報保護法は2005年4月に策定され，2015年に改正された，個人の権利利益を保護する目的の法律です。刑法に定められた守秘義務の概念と，個人情報保護法の概念は異なるもので，個人情報保護法は秘密が守られるための法律ではなく，個人の情報を自らがコントロールできるという権利を定めた法律といえます。

　この法律では，事業者は個人情報を収集する際に利用目的を伝え，第三者への提供の制限，本人などの求めに応じた情報開示・訂正・利用停止などの責務があります。さらに，事業者は従事者や委託先の監督も行うことになっています。

　医療機関における個人情報とは，「生存する個人に関する情報」で，診療録，処方箋，レセプトなどの記録はもちろん，検体も対象となります。また法令上は過去6カ月で取り扱う個人情報が5,000以上のものを取扱業者と定めていますが，厚生労働省のガイドラインでは，5,000以下でも取扱事業者とされています。

　薬局は「個人情報取扱事業者」の対象となっており，表9に示す事項の対応が必要です。

　薬局においては，患者情報が集約されている処方箋，保険証の情報，調剤録，調剤報酬明細書，薬歴簿やその電子媒体について，収集，運用，保管，廃棄に十分注意する必要があります。ちなみに，これらは実務実習中の薬学生にも十分な注意が必要です。　　（有澤　賢二，笠井　秀一）

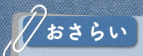

対人業務の流れを再チェック

Column

- [x] 調剤手順は間違っていませんか？
- [x] 処方箋はどこをチェックする？
- [x] 薬歴の頭書きを確認作業に活用する
- [x] どんなことを指導する？

調剤手順は間違っていませんか？

　投薬時に患者から「後発医薬品が良かった」とか，「このお薬は，余っているからいらない」とか，逆に「今日は〇〇（外用薬や頓服薬など）を頼んだのに入っていない」とか，さらには「他のお医者さんでもらっている薬があるんだけど……」と多科受診や併用薬が発覚したり，「この薬は前に使って，あわなかったことがあるんだけど」と思わぬ副作用歴が発覚したり……。薬剤師の内心としては「早く言ってよ〜」と思いつつも，やむなく疑義照会をし，もう一度調剤するという経験が少なくはないと思います。患者側としても，「え〜まだ待たせるの？」，「手際の悪い薬局ね，最初に聞いてくれていればいいのに……」と心の中で思っていたり，あからさまな態度で嫌悪感を示されたり，クレームにつながるおそれもあります。そのような現場の状況も加味され，実際に調剤報酬における薬学管理料の薬剤服用歴管理指導料では，2012年の改定では，調剤を行う前に確認を行うよう「努める」こととなり，2014年の改定からは，調剤を行う前に確認を「行わなければいけない」こととなりました。処方箋を受け付けた際に上記のような内容を確認していれば，スムーズに事が進み，患者さんの心の声として「手際のよい薬局ね」と感じていただけるかもしれません。また，「真摯に対応してくれている」という好感触にも結びつくのではないでしょうか。

　ところで，患者の処方箋は窓口で誰が受け取っていますか？
　なんとなく一般の方には，薬剤師より事務職員が薬局内で強い立場に映るようです。たいてい，いつも店頭でお店番をしているのは医療事務であり，調剤室に籠っている薬剤師に向かって何やら指図をしているというイメージです。患者にとって「薬局の顔」は，残念ながら医療事務が浮かぶことが多いようです。一般的に医療事務は「ニコニコと笑顔で処方箋を受け取って，患者の要望を薬剤師につなげてくれる優しい事務さん」というイメージだそうで，その反面，薬剤師は「いつも忙しそうに仕事をしており，一方的に矢継ぎ早に質問と説明をされ，薬を渡されたらさっさと調剤室に戻ってしまう」という印象を持っている方が多いようです。
　処方箋受付時，処方薬を取りそろえる前の確認は，一息ついて，笑顔でやさしく患者に話しかけるという工夫も大切だなと反省しました。

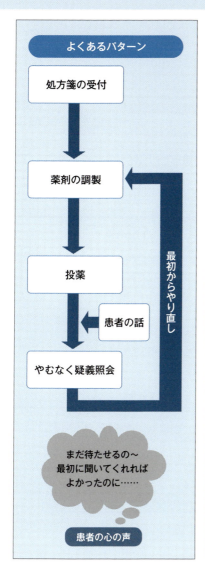
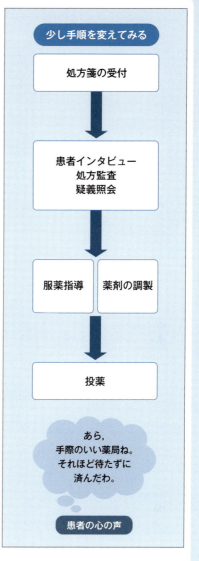

処方箋はどこをチェックする？

① 保険番号，被保険者証などの記号・番号を確認！

② 患者氏名，生年月日を確認！

③ 記名・押印または書名の確認！

④ 交付年月日を確認！

⑤ ・調剤薬が特定できるか？
・薬価基準に収載されている薬剤か？
・分量は適切か？（小児の場合には体重と薬用量の確認を！）
・用法用量は適切か？（薬機法上の承認内容との相違はないか！）
・さらに，お薬手帳と照らし合わせて，副作用歴，服用歴，処方薬の重複，相互作用の有無などを確認！

⑥ 調剤済み年月日，薬局の判，調剤した薬剤師の記名・押印または署名

薬歴の頭書きを確認作業に活用する

- 患者の基本情報
- 常に把握しておくべき情報
- ずっと残しておきたい情報

① -1 ADL（日常生活動作）
　・食事，排泄，着脱衣，入浴，移動，寝起き，睡眠など
　・嚥下能力，義歯（部分入れ歯，総入れ歯，インプラント）など

① -2 ADL（日常生活活動）
　・職業，運転などの生活習慣
　・透析患者の透析実施日など

②コミュニケーション
　・視力，聴力，発語，言語の対応など

③嗜好品，食事などの制限
　・アルコール，タバコ，カフェインなど
　・水分，塩分，カロリー（糖質），脂質，蛋白質，ビタミン，ミネラルなど

④コンプライアンス・アドヒアランス
　・イレギュラーな飲み方の製剤（週1回投与，月1回投与の服用日など）
　・飲み忘れの有無，自己調節

⑤患者または家族の気にしていること

⑥医療以外のサービスの状況（介護保険など）

- 薬歴を管理するうちに状況が変わった事項，毎回確認が必要な事項などは，そのつど頭書きに転記すること

① -1 ADL（日常生活動作）
・薬の取り出しやすさはどうか，飲みやすい錠剤の大きさか，飲める服用量か，歯に詰まったりしないか，錠剤の見分けがつくか　など

① -2 ADL（日常生活活動）
・生活リズム，食事内容による薬物動態への影響はないか
・薬剤による感覚の変化の影響はないか（運転・機械作業・高所作業，視力・味覚を使う仕事　など）
・高温環境の作業，直射日光下の作業　など

②コミュニケーション
・カウンターでの会話，薬袋の表記，お薬手帳への記載などへの配慮

③嗜好品，食事などの制限
・嗜好品と薬剤の影響，禁止すべき？　同時に服用しなければOK？　嗜好品を止めた場合の薬剤への影響は？
・制限による薬剤への影響（水なしで飲める製剤，制限の理由は薬物動態に影響するか　など）

④コンプライアンス・アドヒアランス
・薬をどう認識しているか
・病気や治療をどう認識しているか
・健康に関する認識と行動，価値観，意欲，関心はどうか　など

⑤患者または家族の気にしていること
・家族・援助者の情報
・経済的背景，健康・医療に支払うお金への価値観　など

⑥医療以外のサービスの状況（介護保険など）
・要介護度，担当ケアマネジャー，利用しているサービス（デイサービスなど）
・担当する訪問看護師，訪問看護の頻度・時間帯など
・担当する介護士（ヘルパー），訪問頻度・時間帯など

どんなことを指導する？

①相互作用（他薬剤，OTC医薬品，健康食品・サプリメント，食事，飲み物，嗜好品など）

②病態に応じた食事，飲み物，嗜好品，運動などの注意点

③生活上の注意

④臨床検査値の説明

⑤病態の説明と緊急時の対応

⑥過去の類似薬との比較，効果の再説明

⑦服用時の状況に合わせた服用方法の提案

⑧睡眠や仕事内容に応じた服薬の始動

⑨食事の好みや嗜好品の摂取状況を踏まえた服薬の注意点

プロとしておさえておきたい記録項目
・薬を使用した患者にとっての目標の到達度
・薬は効いているか，いないか（患者の満足度は？）
・副作用や相互作用の心配は？
・介護保険の状況は？　ケアマネジャーは誰？
・薬はいつまで使用し続けるのか

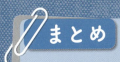

薬剤服用歴のポイント

Point

- ☑ 薬歴に記録するのは「個別指導対策のため」ではない
- ☑ 薬歴は書くものではなく読むものである
- ☑ 読んだら患者のことがわかる薬歴に
- ☑ 電子薬歴の3原則は,すべての薬歴にあてはまるポイントである
- ☑ 記録を次回調剤に役立てられる薬歴でなければいけない
- ☑ 患者のポイントを見逃さない工夫が大切

1　薬剤服用歴は何のために書くのでしょうか

1. 薬歴は書くためのものではなく読むためのもの

　薬剤服用歴（薬歴）は何のために書くのでしょうか？　という質問をすると，薬学生からは「薬物治療のために」という模範のような回答が返ってきますが，残念ながら現役の薬剤師の多くには「個別指導のため」と言われてしまい，がっかりしてしまいます。

　それはともかく，薬歴を記入するときのポイントの前提条件として，薬歴は「書く」ものではなく，「読む」ものという認識をもっていただくために，以下に「読むための薬歴を書く」ためのポイントを記載します。

2. 患者の〇〇が浮かぶ薬歴

　「患者の顔が浮かぶ薬歴づくり」と薬歴講習会などでいわれることがあると思います。

　しかし，患者の顔が浮かんでも，薬物治療に役立つような記載がなければ意味がありません。また，これまでその患者に対応したことがない薬剤師でも，薬歴を読んで薬学的な情報だけではなく，その患者への対応方法など周辺の事情なども把握でき，薬物治療に有効に役立てることができれば，薬歴の記録が十分に活用できたといえます。

　薬歴を読んで浮かんでくるものは，本当は患者のプロフィールであるべきでしょう。

2　読むための薬歴はどう書く？

1. 電子薬歴の3原則はすべての薬歴の3原則でもある

　電子薬歴の3原則は，「真正性」，「見読性」，「保存性」の担保ですね。これは紙媒体の薬歴でも同様といえます。

（1）信頼できアップデートされた情報であること＝「真正性」

　電子薬歴における「真正性」では，「故意または過失による虚偽入力，書き換え，消去および混同を防止すること」，「作成の責任の所在を明確にすること」を意味します。これは電子媒体でも紙媒体でも変わりません。正しい情報＝信頼できる情報の記録があってこそ，役立てることができます。いつ，どの時点で，誰から得られた情報かわからないものは信頼できる情報だとはいえません。また，「現在も記載されている状態が続いているのか？」が更新されていなければ，信頼できる情報とはいえません。

（2）ちゃんと読めて次に使えること＝「見読性」

　電子薬歴における「見読性」は，「情報の内容を必要に応じて肉眼で見読可能な状態に容易にできること」，「情報の内容を必要に応じてただちに書面に表示できること」を意味しています。紙媒体の薬歴では，「手書きの字が読みにくい」，「乱雑に書きなぐっていて，書いた本人すら解読できない」などの問題がよくあります。また，印刷した文字が小さすぎたり，文字が重なって印刷されている薬歴では，内容云々以前に活用できる記録とはいい難いでしょう。紙の情報を電子媒体にスキャニングした場合も同様です。

　さらに，どの媒体でもいえることとして，ある薬剤師が「この患者の薬物治療に役立つのではないか」と思った情報を記録しておいても，他の薬剤師がその情報を活用できなければ，せっかくの記録が無駄になってしまいます。薬剤師の「気づき」は時として薬物治療に絶大な貢献をすることがありますので，その「気づき」を無駄にしないためにも，薬歴は「誰が読んでも理解できる」ように，なおかつ調剤業務の短い時間で読み返しができるように，具体的に簡潔にまとめる必要があるといえます。

　薬局の勤務スタッフ間で記録方法やまとめ方などをこまめに話し合い，記録のスキルをブラッシュアップすることも大切です。また定期的に薬局内でカンファレンスを行ってみると，薬物治療に貢献できるようなヒントが見つかったり，より有益な薬歴が仕上がるようになるのではないでしょうか。

(3) 必要な情報は継続的に記録されていること＝「保存性」

　電子薬歴の「保存性」は，「法令に定める保存期間内，復元可能な状態で保存すること」を意味しています。電子・紙とも薬歴の保存期間は，最終の記入の日から3年間とされていますが，紙媒体による薬歴の場合は，保存するスペースの確保がたいへんです。そこで，最終記入日から3年間を経過した記録部分については廃棄してもかまわないと「Q＆A」でもいわれていますが，それによって，以降の薬物治療に支障をきたしては意味がありません。一定期間経った薬歴の内容を廃棄する場合には，必要な記録部分を転記したり，要約を残すなど，工夫して保存しておくことも大切です。

　薬歴の記録用紙に感熱紙を用いている薬局はさすがに少なくなってきましたが，このような用紙を使っているために，せっかくの情報が消えてしまっては意味がありません。電子薬歴の場合も，保存するハードディスクや媒体のトラブルで情報が消えてしまわないように，小まめにバックアップを取ることが重要です。

2. 気になることに気づくための工夫

(1) 気になることは目立つように

　多くのレセコン（レセプトコンピュータ）や電子薬歴システムでは，注意事項や伝言事項を入力しておけば，患者の処方入力画面を開くと自動的にポップアップが現れる機能があります。紙媒体の薬歴でも同様に，毎回気をつけなくてはいけない伝言事項や注意事項を薬歴の表紙のサマリー部の目立つところに記載しておけば，見落とすことがないかと思います。

　次回調剤時への申し送りも，投薬後に対応した薬剤師が「気になったこと」や，「次回来局時に確認してほしい事項」を記録しておけば，次回の処方せん受付時の確認がスムーズになり，「気になったこと」から思わぬ発見があったり，服薬指導時の会話の導入がスムーズになることも考えられます。

(2) 忙しい時こそ工夫が大事

　患者は往々にして集中して来局するものです。忙しいと他の患者の手

前，あまり服薬指導にじっくりと時間を割けないこともあります。そのようなときは，後で電話などでフォローすることもできますが，次回来局時でも差し支えない内容なら，申し送り事項として託すこともできます。あるいは，いつも忙しい時に来局される方には，あらかじめ確認することや気をつけることを逃さないようにしなくてはいけません。そんな場合，薬歴に目立つように記載しておけば，大事な確認事項を見落としてしまうようなミスを未然に防げるのではないでしょうか。

(3) 服薬指導のヒントとして

　また，症状が安定している患者は処方薬に変化がなく，毎回，服薬指導に苦労する薬剤師も多いと思います。このような場合には，前回投薬した薬剤師の気づいたことなどの申し送りが，服薬指導のヒントになることもありますし，薬局全体で，症状が安定している患者に確認すべき事項などをあらかじめ話し合ってリストアップしておくと，慌てずに，「なんとなく」ぼんやりした服薬指導から，「納得のいく」服薬指導につながるきっかけになるかもしれません。前述した薬局内カンファレンスも，服薬指導のマンネリ化を防ぐという役目としてもお勧めです。

（堀川　壽代）

指導歴には何を書く？

・アクセルを踏んだ理由→調剤を行ってよいと判断した理由・根拠
・ブレーキを踏んだ理由→疑義があった場合の対応や理由，薬剤師としての最終的な判断
・調剤を「個別最適化」するために行ったこと

①調剤上の工夫　一包化，分割，粉砕，薬袋や手帳への記載方法　など

②患者からの情報　会話から得た自覚症状や状態，患者からの質問　など

③服薬の頻度からみた病状の把握

④処方の間隔からみた服薬状況の把握

⑤薬剤師が確認したこと
　・前回の指導や申し送りを踏まえた確認事項
　・副作用発現の有無（初期症状の確認），体調変化，服薬状況
　・併用薬（OTC医薬品含む），健康食品の摂取状況，検査データ　など

⑥薬剤師が伝えたこと（指導内容）
　・情報提供の内容
　・提案の内容

⑦今後に関すること
　・今後の課題
　・薬剤師として気になること
　・申し送り事項　など

※必要に応じて頭書きにも転記すること

薬剤服用歴はココがわかるように記録することが重要！
・薬を使用してどうなったか
・薬を使用してどうならなかったか

かかりつけ薬剤師の対人業務入門
調剤を「個別最適化」する薬歴のポイント

定価　本体2,500円（税別）

平成28年9月30日　発　行

編　集	薬剤師業務研究会
発行人	武田　正一郎
発行所	株式会社　じ ほ う

　　　　101-8421　東京都千代田区猿楽町1-5-15（猿楽町SSビル）
　　　　電話　編集　03-3233-6361　販売　03-3233-6333
　　　　振替　00190-0-900481
　　　＜大阪支局＞
　　　　541-0044　大阪市中央区伏見町2-1-1（三井住友銀行高麗橋ビル）
　　　　電話　06-6231-7061

©2016　　　　　　組版　（株）明昌堂　　印刷　（株）日本制作センター
Printed in Japan

本書の複写にかかる複製，上映，譲渡，公衆送信（送信可能化を含む）の各権利は
株式会社じほうが管理の委託を受けています。

JCOPY ＜(社)出版者著作権管理機構　委託出版物＞
本書の無断複製は著作権法上での例外を除き禁じられています。
複製される場合は，そのつど事前に，(社)出版者著作権管理機構（電話 03-3513-6969，
FAX 03-3513-6979，e-mail：info@jcopy.or.jp）の許諾を得てください。

万一落丁，乱丁の場合は，お取替えいたします。

ISBN 978-4-8407-4895-7